200 Anaesthesiologie und Intensivmedizin
Anaesthesiology
and Intensive Care Medicine

vormals „Anaesthesiologie und Wiederbelebung"
begründet von R. Frey, F. Kern und O. Mayrhofer

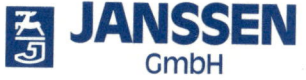
Herausgeber:
H. Bergmann · Linz (Schriftleiter)
J. B. Brückner · Berlin   M. Gemperle · Genève
W. F. Henschel · Bremen   O. Mayrhofer · Wien
K. Meßmer · Heidelberg   K. Peter · München

ZAK München 1987

Band I

J. Schulte am Esch H. Benzer (Hrsg.)

Analgosedierung des Intensivpatienten

Mit 26 Abbildungen und 24 Tabellen

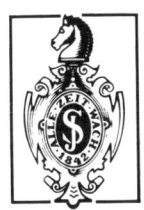

Springer-Verlag
Berlin Heidelberg New York
London Paris Tokyo

Prof. Dr. med. Jochen Schulte am Esch
Direktor der Abteilung für Anästhesiologie
Universitäts-Krankenhaus Eppendorf
Martinistraße 52, D-2000 Hamburg 20

Prof. Dr. med. Herbert Benzer
Vorstand der Universitäts-Klinik für Anaesthesie
und Allgemeine Intensivmedizin
Anichstraße 35, A-6020 Innsbruck

ISBN 3-540-19252-2 Springer-Verlag Berlin Heidelberg New York
ISBN 0-387-19252-2 Springer-Verlag New York Berlin Heidelberg

CIP-Kurztitelaufnahme der Deutschen Bibliothek
ZAK München 1987/Analgosedierung des Intensivpatienten.
J. Schulte am Esch; H. Benzer (Hrsg.)
Berlin; Heidelberg; New York; London; Paris; Tokyo: Springer, 1988
Band I (1988) (Anaesthesiologie und Intensivmedizin; Bd. 200)
ISBN 3-540-19252-2 (Berlin ...)
ISBN 0-387-19252-2 (New York ...)
NE: Schulte am Esch, Jochen [Hrsg.]; Analgosedierung d. Intensivpatienten

Satz und Druck: Zechnersche Buchdruckerei, Speyer
Bindearbeiten: J. Schäffer, Grünstadt

2119/3140-543210

Vorwort

Anläßlich des Zentraleuropäischen Anästhesiekongresses 1987 in München fand das Industrieforum „Analgosedierung des Intensivpatienten" statt; die dort gehaltenen Beiträge und deren Diskussion sind in dem vorliegenden Band zusammengestellt worden. Die Wahl des Themas dieser Veranstaltung soll deutlich machen, daß die Langzeitbehandlung des beatmungspflichtigen Intensivpatienten mit sedierenden und analgesierenden Maßnahmen ein Problem ist, für dessen Lösung die derzeitigen Kenntnisse über Pharmakologie und Toxikologie dieser Pharmaka – ergänzt durch Kenntnisse aus der Psychopharmakotherapie anderer Spezialgebiete – nicht ausreichen. Die große Variationsbreite der verwendeten Sedierungsschemata für beatmete Patienten auf der Intensivstation und die Vielzahl der Kombinationen von Hypnotika, Sedativa, Neuroleptika, Analgetika, Muskelrelaxanzien etc. zur Erzielung einer effektiven und schonenden Ruhigstellung und Sedierung deuten darauf hin, daß es ein ideales Medikationsregime zur Sedierung beatmungspflichtiger Patienten derzeit noch nicht gibt.

Die eingesetzten Pharmaka bzw. Pharmakakombinationen sollten Amnesie, Analgesie und Anxiolyse unter nur minimaler Beeinträchtigung physiologischer Funktionen bewirken und dabei frei von Kumulation und Interaktion sein. Wir hoffen, daß aufgrund der Beiträge und der sich anschließenden Diskussion klärende Aussagen über ein verbindliches klinisches Vorgehen beim einzelnen Patienten eher möglich sind.

Zunächst wird auf die grundsätzlichen pharmakologisch-toxikologischen Fragen der zum Einsatz kommenden Pharmaka und die Wirkungen einzelner Substanzen und Substanzgruppen eingegangen. Des weiteren werden spezielle Fragen wie endokrinologische Wirkung, ZAS, Antagonisierung und Verhalten entsprechend pharmakaabhängiger Patienten besprochen.

Den Vortragenden des Industrieforums, die hier ihre Beiträge vorlegen, sei an dieser Stelle insbesondere gedankt. Sie haben dazu beigetragen, daß neue Erkenntnisse zügig und damit aktuell publiziert werden können. Unser Dank gilt weiterhin der Firma

Janssen GmbH für die Unterstützung dieser Publikation, Frau Lilian Berger für die Assistenz bei der Herstellung sowie dem Springer-Verlag für die schnelle Drucklegung dieses Bandes.

Hamburg und Innsbruck,   *J. Schulte am Esch*
im Mai 1988   *H. Benzer*

Inhaltsverzeichnis

Verzeichnis
der erstgenannten Beitragsautoren

Prof. Dr. R. Dennhardt
Anästhesieabteilung, Krankenhaus Nordwest,
Steinbacher Hohl 2-26, D-6000 Frankfurt

Dr. P. Hoffmann
Anästhesieabteilung, Städtische Kliniken, Beurhausstraße 40,
D-4600 Dortmund

Priv.-Doz. Dr. J. Jage
Behring Krankenhaus, Gimpelsteig 3-5, D-1000 Berlin

Priv.-Doz. Dr. H.-D. Kamp
Institut für Anaesthesiologie, Universität Erlangen-Nürnberg,
Maximiliansplatz, D-8520 Erlangen

Prof. Dr. U. Klotz
Institut für klinische Pharmakologie,
Robert-Bosch-Krankenhaus,
Auerbachstraße 112, D-7000 Stuttgart 50

Dr. E. Kochs
Abteilung für Anästhesiologie, Universitäts-Krankenhaus
Eppendorf, Martinistraße 52, D-2000 Hamburg 20

Prof. Dr. Dr. P. M. Lauven
Institut für Anästhesiologie der Medizinischen Einrichtungen
der Rheinischen Friedrich-Wilhelms-Universität,
Sigmund-Freud-Straße 25, D-5300 Bonn 1

Prof. Dr. Dr. K. A. Lehmann
Institut für Anästhesiologie der Universität Köln,
Joseph-Stelzmann-Straße 9, D-5000 Köln 41

Dr. Dr. J. Rupreht
Academisch Ziekenhuis Dijkzigt, Anästhesiologie,
Dr. Molewaterplain 40, NL-3015 GD Rotterdam

Zur Toxikologie der in der Analgosedierung eingesetzten Pharmaka

U. Klotz

Einleitung

In der Anästhesiologie und Intensivmedizin stellen Analgesierung und Sedierung wichtige therapeutische Ziele dar. Meistens müssen die dafür eingesetzten Medikamente – neben zahlreichen anderen Substanzen – über längere Zeiträume bei Schwerkranken verabreicht werden. Diese komplexe Arzneimitteltherapie beinhaltet somit sowohl von Patientenseite als auch in Hinblick auf das breite Arzneimittelspektrum spezielle toxikologische Probleme, zu welchen jedoch in der Literatur wenig Daten vorhanden sind. Im folgenden sollen einige Risikofaktoren, welche Arzneimittel(neben)wirkungen verstärken können, beispielhaft behandelt werden. Bei ihrer Kenntnis und unter Anwendung pharmakokinetischer Prinzipien wird eine individuellere Dosierung ermöglicht, die sicherlich zu einer Verringerung der Intensität und/oder Häufigkeit von unerwünschten Arzneimittelwirkungen beiträgt.

Eingesetzte Pharmaka

Sedierung

Für die Langzeitsedierung ergeben sich 3 Möglichkeiten. Bei den Neuroleptika oder sog. „major tranquilizer" können neben der zentralen Sedierung auch die schwachen analgetischen und antiemetischen Wirkungen ausgenutzt werden. Aufgrund der zahlreichen, z.T. schwerwiegenden Nebenwirkungen (s. Tabelle 1) werden sie jedoch nur selten für eine längerfristige Sedierung eingesetzt [2]. Bei den früher häufig verwendeten Barbituraten kommt es relativ rasch (nach ca. 2 Wochen) zu einer Toleranz- und Abhängigkeitsentwicklung. Zusätzlich ist der therapeutische Bereich schmal, und viele Arzneimittelinteraktionen – hauptsächlich aufgrund einer Induktion des Arzneimittelstoffwechsels – wurden für zahlreiche Barbiturate beschrieben. Unter diesen Gegebenheiten ist es verständlich, daß die Barbiturate weitgehend von den weniger toxischen Benzodiazepinen abgelöst wurden [16], weshalb auf diese Medikamentengruppe etwas näher eingegangen werden soll.

Benzodiazepine

Die unerwünschten Nebenwirkungen der Benzodiazepine oder „minor tranquilizer", lassen sich zwanglos aus ihrem breiten, therapeutisch ausnutzbaren Wirkungsspektrum ableiten (s. Tabelle 2). Dabei weisen die unnötig zahlreichen Substanzen grundsätzlich ein weitgehend identisches pharmakodynamisches Profil auf, und die größten Unterschiede treten sicherlich bei den pharmakokinetischen Eigenschaften auf, welche Wirkungseintritt und -dauer sowie die Toxizität mitbeeinflussen. Bei der in der intensivmedizinischen Praxis notwendigen subchronischen Gabe kommt der Eliminationsgeschwindigkeit der Benzodiazepine einschließlich ihrer oftmals noch aktiven Metaboliten die größte Bedeutung zu. Da diese Elimination durch die mikrosomalen Leberenzyme bewerkstelligt wird, können bei Leberfunktionsstörungen bestimmte Stoffwechselwege beeinträchtigt sein, was zu einer Verlängerung der Wirkdauer bzw. zu häufigeren Ne-

Tabelle 1. Neuroleptika („major tranquilizer")

Therapeutisch ausnutzbare Wirkungen	Unerwünschte Wirkungen
Sedation (Verminderung von innerer Unruhe und Angst) Analgesie	Hypotension (orthostatische Dysregulation) Tachykardie (in den ersten Behandlungstagen)
Antiemetische Wirkung	EPM-Störungen (Händetremor, Frühdyskinesie, Parkinson-artige Symptome, Akathisie, Spätdyskinesie)
(Verlust der Temperaturkontrolle)	Krampfanfälle Anticholinerge Effekte (Sehstörungen, trokkene Schleimhäute, Schwierigkeiten beim Urinieren, Ejakulationsstörungen) Gewichtszunahme Galaktorrhö und Menstruationsstörungen Allergische Reaktionen (Ikterus, Hautausschläge, Agranulozytose)

Tabelle 2. Benzodiazepine („minor tranquilizer")

Therapeutisch ausnutzbare Wirkungen	Unerwünschte Wirkungen
Anxiolytisch	Beeinträchtigung des Reaktionsverhaltens
Sediativ/hypnotisch	„hang-over"-Müdigkeit
Amnesie	Beeinträchtigung des Kurzzeitgedächtnisses
Muskelrelaxierend	Muskelschwäche, Ataxie
Antikonvulsiv	Toleranz, Kopfschmerzen, Libidoabnahme Selten Verhaltungsveränderungen und paradoxe Reaktionen
Gefahr:	Abhängigkeit (Entzugserscheinungen) bei mehrmonatiger Anwendung

benwirkungen führen kann. Oxidativ abgebaute Benzodiazepine (z. B. Diazepam, Desmethyldiazepam, Midazolam) weisen bei Zirrhotikern eine deutlich
verlangsamte hepatische Elimination auf, während durch Glukuronidierung eli-
minierte Benzodiazepine (z. B. Oxazepam, Temazepam) keine verzögerte Elimination aufweisen (s. Tabelle 3). Diese Unterschiede sollten bei der Abschätzung
des Behandlungsrisikos berücksichtigt werden [5].

Tabelle 3. Hepatische Elimination von Benzodiazepinen bei Patienten mit Leberzirrhose
(CL totale Plasmaclearance, $t_{1/2}$ Eliminationshalbwertszeit)

Benzodiazepin	CL [ml/min]		$t_{1/2}$		Literatur
	Kontrolle	Zirrhose	Kontrolle	Zirrhose	
Brotizolam	64 (612)[a]	45 (380)[a]	6,9	12,8	Jochemsen et al. [3]
Chlordiazepoxid	15,3	7,7	23,8	62,7	Roberts et al. [18]
Clotiazepam	3,15[b]	2,15[b]	10,2	10,0	Ochs et al. [15]
Diazepam	26,0	13,8	47,0	105,4	Klotz et al. [8]
Desmethyldiazepam	11,3	4,6	50,9	108,2	Klotz et al. [9]
Nitrazepam	63 (427)[a]	59 (320)[a]	31	31	Jochemsen et al. [4]
Lorazepam	0,75[b]	0,81[b]	22,1	31,0	Kraus et al. [10]
Midazolam	10,4[b]	5,4[b]	1,6	3,9	MacGilchrist et al. [13]
	5,6[b]	3,3[b]	3,8	7,4	Pentikäinen et al. [16]
Oxazepam	136,0	155,5	5,1	5,8	Shull et al. [19]
Temazepam	1,53[b]	1,50[b]	8,5	12,9	Tschanz et al. [20]

[a] Werte in Klammern: CL_u (Clearance des ungebundenen Arzneimittels).
[b] In ml/min/kg.

Tabelle 4. Einfluß des Patientenalters auf die Pharmakokinetik von Benzodiazepinen [6]
($t_{1/2}$ Eliminationshalbwertszeit, CL totale systemische Clearance, v scheinbares Verteilungsvolumen)

Benzodiazepin	$t_{1/2}$	CL	V
Alprazolam	Verlängert	Reduziert	Kaum verändert
Bromazepam	Verlängert	(Unverändert)	Vergrößert
Brotizolam	Verlängert	Reduziert	Unverändert
Chlordiazepoxid	Verlängert	Reduziert	Vergrößert
Clobazam	Verlängert	(Reduziert)	Vergrößert
Clotiazepam	Verlängert	Unverändert	Vergrößert
Desalkylflurazepam	Verlängert	–	–
Desmethyldiazepam	Verlängert	(Reduziert)	Vergrößert
Diazepam	Verlängert	(Unverändert)	Vergrößert
Flunitrazepam	Unverändert	Unverändert	Unverändert
Lormetazepam	Unverändert	Unverändert	Unverändert
Midazolam	Verlängert	Unverändert	Vergrößert
Nitrazepam	(Verlängert)	Unverändert	Vergrößert
Oxazepam	Unverändert	Unverändert	Unverändert
Temazepam	Unverändert	Unverändert	Unverändert
Triazolam	Unverändert	(Reduziert)	–
Quazepam	Verlängert	–	

Eine weitere Besonderheit muß bei älteren Patienten beachtet werden. Diese Population reagiert bei gleichen Plasmakonzentrationen bedeutend empfindlicher auf Benzodiazepine. Die Nebenwirkungsraten von Flurazepam, Diazepam und Chlordiazepoxid sind bei alten Patienten (> 65 Jahre) um den Faktor 2–3 höher als bei jüngeren Vergleichspersonen, was durch eine Reduktion der Dosis auf mindestens die Hälfte abgefangen werden kann. Eine veränderte Pharmakokinetik, die für zahlreiche Substanzen beschrieben wurde (Tabelle 4), kann nicht die entscheidende Ursache für die erhöhte Altersempfindlichkeit sein, da diese auch bei Benzodiazepinen auftritt, die keine altersabhängige Pharmakokinetik aufweisen [6].

Da neben Benzodiazepinen oft noch andere Medikamente verabreicht werden müssen, sollte stets an Arzneimittelinteraktionen gedacht werden, die das toxikologische Potential der Benzodiazepine verstärken können.

Beispiele:

Cimetidin hemmt: Alprazolam, Chlordiazepoxid, Clobazam,
Desalkylflurazepam, Desmethyldiazepam, Diazepam,
Midazolam, Nitrazepam, Triazolam;
kein Effekt: Lorazepam, Oxazepam, Temazepam, Clotiazepam.

Orale Kontrazeptiva hemmen: Alprazolam, Chlordiazepoxid, Clotiazepam,
Diazepam, Nitrazepam, Triazolam;
induzieren: Lorazepam, Oxazepam.

(INH) Isonicotinsäurehydrazid hemmt: Diazepam, Triazolam;
kein Effekt: Clotiazepam, Oxazepam.

Disulfiram hemmt: Chlordiazepoxid, Diazepam;
kein Effekt: Lorazepam, Oxazepam.

Ketoconazol, Propanolol und Metroprolol hemmen Diazepamelimination.

Der durch Benzodiazepine induzierte Schlaf zeigt nur minimale Veränderungen des physiologischen Schlafprofils (z.B. eine geringe Abnahme des REM- und Tiefschlafanteils), und nur sehr selten wird über mehrere Wochen ein Wirkverlust bzw. eine Toleranz beobachtet. Bei Absetzen der Benzodiazepine kann es zu den sog. Reboundeffekten kommen, d.h. es muß mit einer kurzfristigen Verschlechterung des Schlafes gerechnet werden, weil offenbar zuvor unterdrückte REM-Phasen jetzt „überschießen". Kumulation und „Hang-over"-Müdigkeit sind sicherlich bei Langzeitsedation eher erwünscht als vergleichsweise gefürchtet bei dem Einsatz der Benzodiazepine als Schlafmittel bzw. Tranquilizer. Die Amnesie dürfte für die Intensivmedizin ebenfalls eher von Vor- als von Nachteil sein [2, 5, 17].

Die allgemeine Toxizität der Benzodiazepine ist sehr gering. Ihre alleinige Überdosierung in akzidentieller oder suizidaler Absicht hat keine fatalen Folgen (Vorsicht bei parenteraler Applikation, die langsam über 1–3 min erfolgen sollte, wegen der Gefahr einer akuten Atemdepression; besonders bei Patienten mit obstruktiven Atemwegserkrankungen). Zusätzlich verursachen die Benzodiazepine praktisch keine klinisch relevanten Arzneimittelinteraktionen. Aus diesen Gründen sowie wegen ihres breiten Wirkspektrums müssen sie als Mittel der ersten Wahl angesehen werden [5, 11, 17]. Bei Langzeitgebrauch (über mehrere Monate) wird jedoch ihr Abhängigkeitsrisiko zum limitierenden Faktor, was nicht unterschätzt werden sollte [14].

Analgesierung

Die zweite wichtige medikamentöse Basis einer längerfristigen Analgosedierung ruht auf den Analgetika. Vom Wirkmechanismus (peripherer und/oder zentraler Angriffspunkt) und von der Wirkstärke hergesehen, gibt es grundsätzlich 2 Klassen. Es dürften jedoch in der Intensivmedizin die sog. kleinen Analgetika, wie Paracetamol oder Acetylsalicylsäure (ASS), meistens nicht ausreichen. Dabei sollte, evtl. bei nachlassenden bzw. geringfügigen Schmerzen, ASS wegen der Beeinflussung des Blutgerinnungssystems und der Gefahr von Ulzerationen bzw. Magenblutungen nicht eingesetzt werden.

In aller Regel wird man nach einem Stufenplan zu den stärker analgetisch wirksamen Opioiden greifen müssen, z.B. Fentazocin oder Tilidin. Das aus der Neuroleptanalgesie bestens bekannte Fentanyl gehört dabei mit zu den am stärksten wirksamen Analgetika.

Fentanyl: ca. 80mal stärker analgetisch wirksam als Morphin
- *Andere zentrale Wirkungen:* Sedierung, Atemdepression, Erbrechen, Miosis, antitussiv.
- *Weitere unerwünschte Wirkungen:* Blutdrucksenkung, Bradykardie; Obstipation, Harnverhaltung, Tonus ↑ der Gallen- und Pankreasgänge; muskuläre Rigidität; Laryngo- und Bronchospasmus; fibrinolytische Aktivität ↑.

Seine Wirkdauer ist sehr kurz (0,5–1 h), im Gegensatz zu den meisten anderen Opiaten, bei denen die Wirkdauer von 3 bis 4 h in etwa ihrer Halbwertszeit entspricht. Besonders bei längerfristiger Fentanylgabe ist zu beachten, daß sich die Dosierung nach der Eliminationshalbwertszeit und nicht nach der kurzen Wirkhalbwertszeit richten sollte, damit nicht eine Kumulation der Substanz mit unnötigen toxischen Wirkungen eintritt.

Das Gegenteil ist bei dem gemischten Agonisten/Antagonisten Buprenorphin der Fall. Hier ist die Wirkdauer (ca. 6–8 h) länger als die pharmakokinetische Halbwertszeit von 2–3 h, weil diese Substanz besonders lange am Opiatrezeptor haftet. Es genügt bei diesem Analgetikum daher meistens eine 2malige tägliche Gabe. Grundsätzlich kann eine Langzeitanalgesie durch Mehrfachapplikation oder durch ein Infusionsprogramm erreicht werden. Letzteres ist aufwendiger, aber ideal, um gleichmäßige Wirkkonzentrationen, z.B. 0,5 µg Pethidin/ml oder 0,02 µg Morphin/ml im Serum aufrechtzuerhalten und toxische Nebenwirkungen (z.B. Übelkeit/Erbrechen, Atemdepression) dieser Substanzen mit engem therapeutischen Bereich zu verhindern. Beim Nebenwirkungsspektrum der Opioide kann natürlich die zentrale Sedierung auch als eine Unterstützung der gewünschten Langzeitsedation angesehen werden [1].

Einen gewissen Fortschritt bei den Opiaten scheint das bereits erwähnte Buprenorphin darzustellen.

Buprenorphin: ca. 25mal stärker analgetisch wirksam als Morphin
- *Partiell morphinantagonistische Eigenschaften:*
    a) kann bei Opiatabhängigen Entzugssyndrom auslösen;
    b) kann zur Abhängigkeit führen; Naloxon induziert jedoch kein Entzugssyndrom und kann buprenorphininduzierte Atemdepression nur partiell aufheben.
- *Weitere unerwünschte Wirkungen:* Übelkeit/Erbrechen; Schwindel; Sedation; seltener Schwitzen und Kopfschmerzen.

Es ist auch in einer sublingualen Form oral sehr gut wirksam (Bioverfügbarkeit 40 %), was bei den meisten anderen Opioiden dadurch verhindert wird, daß sie bei oraler Gabe bei der ersten Passage durch die Leber schon zu einem Großteil (> 60 %) abgebaut werden (hepatischer „First-pass"-Effekt). Aufgrund seiner partiell antagonistischen Eigenschaften hat Buprenorphin wahrscheinlich auch ein geringeres Abhängigkeitspotential, kann aber bei mit Opiaten behandelten Patienten in hohen Dosen ein Entzugssyndrom auslösen [12]. Grundsätzlich sollte jedoch bei wiederholter Gabe von Opioiden (2 Wochen) immer an die Phänomene Gewöhnung/Toleranz und Abhängigkeit/Entzugssymptome gedacht werden.

Nach wiederholter Opioidgabe:

Gewöhnung   Abhängigkeit → Entzugssymptome
↓   (physisch und psychisch)
Toleranz

Abhängigkeitsgefahr soll bei partiellen Morphinantagonisten (z. B. Pantazocin, Buprenorphin) geringer sein.

Antagonisten

Durch die Entwicklung von spezifischen Opiat- und Benzodiazepinantagonisten kann das akute Toxizitätsrisiko beider Substanzgruppen besser als früher reguliert werden. Mit den ganz wirksamen Opioiden und dem Midazolam läßt sich die Analgosedierung relativ gut steuern. Bei toxischen Überdosierungen und zur neurologischen Differentialdiagnose können die spezifischen Antagonisten eingesetzt werden, wobei das bekannte Naloxon eine buprenorphininduzierte Atemdepression nur partiell aufheben kann. Mit Flumazenil (Ro 15-1788) steht für Notfälle in der Klinik ein neuer Benzodiazepinantagonist zur Verfügung, der in geringer Dosierung (Titrierung von 0,2–1 mg) prompt, aber kurzfristig (2–3 h) ein benzodiazepininduziertes Koma aufheben kann [7].

Schlußfolgerung

Starke Analgetika und Benzodiazepine stellen sicherlich die wichtigsten Substanzen für eine effektive Analgosedierung dar. Bei der Kenntnis ihres dosisabhängigen Toxizitätsrisikos, wenn möglich unter Beachtung pharmakokinetischer Prinzipien, können diese Substanzen in der Intensivmedizin von nicht zu ersetzendem Nutzen sein. Dabei sollten folgende Richtlinien beachtet werden:

MASTER-System:
- Minimum an Arzneimitteln verwenden,
- alternative Medikamente bzw. Therapien einsetzen,
- starte mit niedriger Dosierung bzw. langsamer Dosissteigerung,
- titriere Dosierung mit Hilfe von therapeutischem Monitoring,
- erkläre dem Patienten mögliche Probleme bzw. Nebenwirkungen,
- regelmäßige Überwachung von Patient und Arzneimitteltherapie.

Literatur

1. Gourlay GK, Cousins MJ (1984) Strong analgesics in severe pain. Drugs 28:79–91
2. Haase H-J (1982) Therapie mit Psychopharmaka und anderen seelisches Befinden beeinflussenden Medikamenten. Schattauer, Stuttgart
3. Jochemsen R, Joeres RP, Wesselman JGJ, Richter E, Breimer DD (1983) Pharmacokinetics of oral brotizolam in patients with liver cirrhosis. Br J Clin Pharmacol 16:315 S–322 S
4. Jochemsen R, Beusekom BR van, Spoelstra P, Janssen AR, Breimer DD (1983) Effect of age and liver cirrhosis on the pharmacokinetics of nitrazepam. Br J Clin Pharmacol 15:295–302
5. Klotz U (1985) Tranquillantien-therapeutischer Einsatz und Pharmakologie. Wissenschaftliche Verlagsgesellschaft, Stuttgart
6. Klotz U (1986) Age-dependent actions of benzodiazepines. In: Platt D (ed) Drugs and ageing. Springer, Berlin Heidelberg New York Tokyo, pp 131–139
7. Klotz U, Kanto J (in press) Pharmacokinetics and clinical use of flumazenil (Ro 15-1788). Clin Pharmacokinet
8. Klotz U, Avant GR, Hoyumpa A, Schenker S, Wilkinson GR (1975). The effect of age and liver disease on the disposition and elimination of diazepam in adult man. J Clin Invest 55:347–359
9. Klotz U, Antonin K-H, Brügel H, Bieck PR (1977) Disposition of diazepam and its major metabolite desmethyldiazepam in patients with liver disease. Clin Pharmacol Ther 21:430–436
10. Kraus JW, Desmond PV, Marshall JP, Johnson RF, Schenker S, Wilkinson GR (1978) Effects of aging and liver disease on the disposition of lorazepam. Clin Pharmacol Ther 24:411–419
11. Lader M, Petursson H (1983) Rational use of anxiolytic/sedative drugs. Drugs 25:514–528
12. Lewis JW (1985) Buprenorphine. Drug Alcohol Depend 14:363–372
13. MacGilchrist AJ, Birnie GG, Cook A, Scobie G, Murray T, Watkinson G, Brodie MJ (1986) Pharmacokinetics and pharmacodynamics of intravenous midazolam in patients with severe alcoholic cirrhosis. Gut 27:190–195
14. Owen RT, Tyrer P (1983) Benzodiazepine dependence – a review of the evidence. Drugs 25:385–398
15. Ochs RH, Greenblatt DJ, Knüchel M (1986) Effect of cirrhosis and renal failure on the kinetics of clotiazepam. Eur J Clin Pharmacol 30:89–92

16. Pentikäinen PJ, Välisalmi L, Himberg JJ, Crevoisier CH (1986) Effects of cirrhosis of the liver on the pharmacokinetics of midazolam. III. World Conference on Clinical Pharmacology and Therapeutics, Stockholm, A 1005
17. Pöldinger W, Wider F (1985) Tranquilizer und Hypnotika. Fischer, Stuttgart New York
18. Roberts RK, Wilkinson GR, Branch RA, Schenker S (1978) Effect of age and parenchymal liver disease on the disposition and elimination of chlordiazepoxide (librium). Gastroenterology 75:479–485
19. Shull HJ, Wilkinson GR, Johnson R, Schenker S (1976) Normal disposition of oxazepam in acute viral hepatitis and cirrhosis. Ann Int Med 84:420–425
20. Tschanz C, Wilson RL, Shand DG (1983) The effects of cirrhosis on temazepam elimination. Clin Pharmacol Ther 33:218

Sedierung mit Hypnotika und Neuroleptika

R. Dennhardt

Die psychovegetativen Funktionen des Patienten werden durch Grund- und Begleiterkrankungen, aber auch durch die Funktionsabläufe auf einer Intensivstation beeinflußt. In der Situation einer vitalen Bedrohung sollen Sedativa in Verbindung mit Analgetika die Mißlichkeiten unabwendbarer intensivtherapeutischer Maßnahmen so beeinflussen, daß das Leben für den Patienten tolerabel gestaltet wird.

Welche Anforderungen sollte das ideale Sedierungsmittel erfüllen?

Von der idealen Substanz für eine Langzeitsedierung werden fehlende Auswirkungen auf das respiratorische, endokrine und kardiozirkulatorische System sowie keine Einflüsse auf den Stoffwechsel anderer Medikamente erwartet. Die Halbwertszeit sollte kurz sein, die neurologische Beurteilbarkeit weitestgehend erhalten bleiben.

Einige pharmazeutische Aspekte wie Wasserlöslichkeit, Stabilität in und Kompatibilität mit Infusionslösungen sowie fehlende Adsorption an verschiedene Materialen müssen beachtet werden. Nebenwirkungen durch Venenirritation, Histaminausschüttung und Hemmung des Immunsystems sollten fehlen.

Betrachtet man die genannten Punkte, so verwundert es nicht, daß es das ideale Sedierungsmittel offensichtlich nicht gibt.

Die Gruppe der Hypnotika umfaßt im Prinzip alle Pharmaka, die bei der Einleitung einer Narkose Verwendung finden. Wegen der Aktualität bzw. ihrer grundsätzlichen Bedeutung sollen Barbiturate, Neuroleptika und Propofol besprochen werden.

Barbiturate

Mit Ausnahme der Thiobarbiturate, bei denen der Sauerstoff in Position 2 durch Schwefel ersetzt worden ist, leiten sich alle Barbiturate von der Barbitursäure ab (Abb. 1) Die hypnotischen Eigenschaften (Wirkungsbeginn, Wirkungsdauer) stehen im Zusammenhang mit den jeweiligen Substitutionen in Position 1 und 5. Thiobarbiturate sind stärker fettlöslich als die entsprechenden Oxybarbiturate. Allgemein läßt sich sagen, daß strukturelle Änderungen, die die Lipidlöslichkeit steigern, die Wirkungsdauer vermindern, den Wirkungseintritt beschleunigen und das Ausmaß des metabolischen Abbaus verstärken.

Barbiturate weisen eine akute Toleranz auf, die sich darin äußert, daß in Abhängigkeit von der Höhe der Initialdosis die Repetitionsdosis erhöht werden

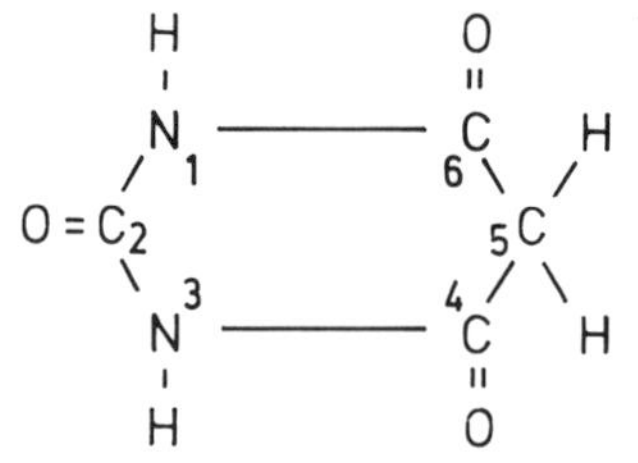

```
    H              O
    |              ||
    N ─────────── C    H
   / 1          6 \  /
O=C 2          5  C
   \ 3          4 / \
    N ─────────── C    H
    |              ||
    H              O
```

Abb. 1. Barbitursäure

muß. Die chronische Toleranz ist dadurch gekennzeichnet, daß es bei wiederholter Anwendung nach 2-3 h zur Wirkungsverminderung kommt.

Die pharmakologischen Eigenschaften, die das Schicksal der Barbiturate im Organismus bestimmen, sind die Proteinbindung, die Lipidlöslichkeit sowie der Ionisationszustand.

Die Wirkdauer der Barbiturate wird akut nicht von der Metabolisierungsrate, sondern durch Rückverteilungsphänomene bestimmt. Durch wiederholte Gaben oder kontinuierliche Zufuhr kann es zu einer Äquilibrierung der Konzentration in den Kompartimenten kommen; damit werden Rückverteilungsmechanismen unwirksam. Allein der Metabolismus führt dann zur Entgiftung.

Barbiturate senken den hepatischen Blutfluß, sie erhöhen die hepatische arteriovenöse Sauerstoffdifferenz ($D_{av}O_2$), was als Ausdruck der allgemeinen Verminderung des Stoffwechsels angesehen werden kann.

Barbiturate weisen eine Vielzahl von Nebenwirkungen auf. Im Vordergrund steht sicherlich die Beeinflussung der Myokardkontraktilität. Der Wirkungsgrad der Herzarbeit, d. h. das Verhältnis von Arbeit zu Sauerstoffbedarf, nimmt mehr oder minder bei allen Barbituraten ab. Charakteristisch ist, daß die ventrikulären Adaptationsvorgänge mit steigender Barbituratdosis eingeschränkt werden. Inwieweit Thiopental oder Methohexital graduelle Unterschiede aufweisen, wird in der Literatur unterschiedlich beurteilt. Hinweisen möchte ich auf die Eigenschaft aller Barbiturate, die Adrenalinsekretion zu unterdrücken.

Die Anwendung von Barbituraten zur Langzeitsedierung ist denkbar, zumal es mit dem Methohexital eine relativ gut steuerbare Substanz mit einer Eliminationshalbwertszeit von ca. 4 h gibt.

Durch die Vielzahl von Nebenwirkungen erfährt die Therapie mit Barbituraten jedoch Einschränkungen:

- kardiovaskuläre Depression,
- hepatische Enzyminduktion,
- Kumulationsgefahr
- aufgehobene Thermoregulation,
- erhöhte Infektionsgefährdung,
- verminderte gastrointestinale Motilität.

Neben den erwähnten kardiovaskulären Depressionen wird die Wirkung anderer Pharmaka durch Enzyminduktion vermindert, das Immunsystem erfährt bei längerfristiger Applikation eine deutliche Suppression. Dosisabhängige Hemmung der phagozytären Aktivität der Leukozyten sind vielfach beschrieben worden. Die periphere Applikation z. B. von Methohexital ist wegen der sehr ausgeprägten Venenreizung nicht möglich, so daß ein zusätzlicher zentralvenöser Zugang geschaffen werden muß.

Propofol

Erstberichte über die Verwendung von Di-isopropylphenol zur Sedierung auf Intensivstationen liegen vor. Die pharmakokinetischen Daten der Substanz weisen auf eine kurze Eliminationshalbwertszeit hin; auch nach mehrstündlicher Infusion erfolgt ein rasches Erwachen. Ein rascher Metabolismus und das offensichtliche Fehlen einer Kumulation lassen die Substanz möglicherweise geeignet für die kontinuierliche Infusion auf Intensivstationen erscheinen. Zu beachten ist der deutliche Abfall des arteriellen Druckes (25–30%), der besonders deutlich bei älteren Patienten zu beobachten ist. Dieser Druckabfall ist im wesentlichen auf eine Verminderung der Herzauswurfleistung wie auch des systemischen Gefäßwiderstandes zurückzuführen. Durch eine zentrale vagotone Wirkung wird eine niedrige Herzfrequenz auch bei niedrigem arteriellen Druck beobachtet. Es fehlen jedoch noch Berichte über die Wirkungen und Nebenwirkungen bei Langzeitanwendung bei Intensivpatienten. Besondere Aufmerksamkeit ist Interaktionen mit Analgetika und anderen Sedativa zu schenken.

Neuroleptika

Die Wirkung der Neuroleptika (auch als „major tranquilizer" bezeichnet) wird durch Reduzierung der Spontanbewegungen, emotionelle Gleichgültigkeit und eine psychische Indifferenz gekennzeichnet, während der Patient ansprechbar und kooperativ bleibt. Dieser Zustand wird als Neurolepsie bezeichnet. Zu dieser Pharmakagruppe gehören Phenothiazine, Thioxanthene und Butyrophenone. Neben den genannten Wirkungen sind die Neuroleptika sehr wirkungsvolle Antiemetika und besitzen antipsychotische Eigenschaften. Ihre Anwendung ist deshalb bei psychischen Störungen indiziert, wie sie bei somatischen Erkrankungen auftreten können. Dieses Erscheinungsbild wird vielfach als „hirnorganisches Psychosyndrom" bezeichnet.

Eine Vielzahl organischer Grund- oder Begleiterkrankungen bewirkt Konfusionen, Delirien, Halluzinationen oder Depressionen. Nachfolgend sind organische Erkrankungen, die ein hirnorganisches Psychosyndrom auslösen können, aufgeführt:

systemisch: Hypotension, Hypoxie, Nierenversagen, Leberversagen;
metabolisch: Elektrolytstörungen, SBH-Störungen, Hypoglykämien, Fieber;
zerebral: Blutung, Thrombose;
               subdurales, extradurales Hämatom;
               Meningitis, Enzephalitis;
               Ödem;
endokrin: Hypo-, Hyperthyreoidismus, M. Cushing.

Eine Vielzahl von Medikamenten und Medikamentenkombinationen kann ebenfalls ein hirnorganisches Psychosyndrom auslösen.

Wie wirken Neuroleptika? Sie greifen bei kurzfristiger Anwendung in die biochemischen Abläufe des Neurotransmittersystems ein, bei längerer Anwendung werden die spezifischen Rezeptoren in Dichte und Empfindlichkeit beeinflußt. Die neuroleptische Wirkung muß als Ergebnis einer Modulation der dopaminergen Transmission postsynaptischer Rezeptoren angenommen werden. Die Aktivitätsminderung der zentralnervösen dopaminergen Systeme ist im Striatum, dem limbischen Anteil des Frontalhirns und im tuberoinfundibulären System lokalisiert. Es scheint eine enge Korrelation zwischen der neuroleptischen Potenz und der Prolaktinsekretion zu geben. Ebenso existieren Hinweise darauf, daß die Butyrophenone eine Hemmung der Ausschüttung von antidiuretischem Hormon (ADH) bewirken.

Dehydrobenzperidol (DHB) scheint für die Bedürfnisse der Intensivtherapie ein günstiges Wirkungsspektrum bei relativ geringer Nebenwirkungsrate aufzu-

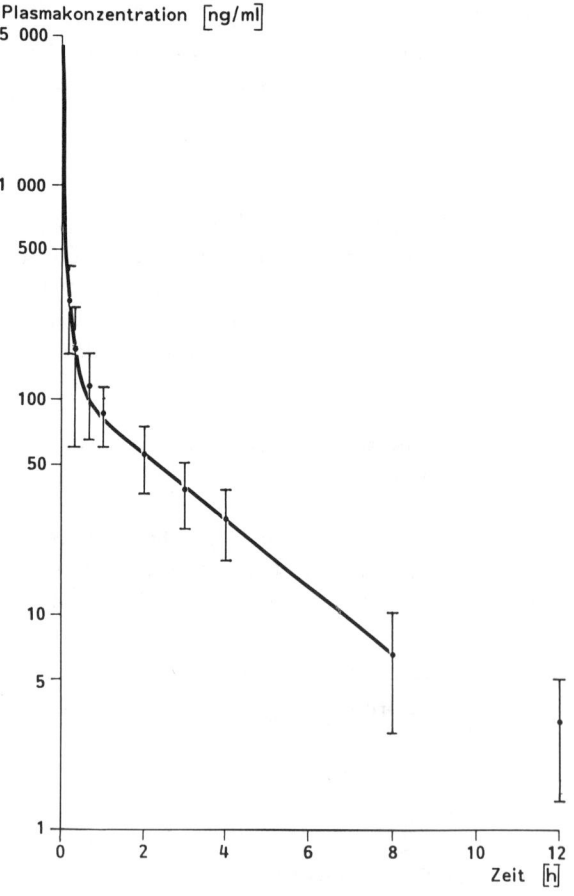

Abb. 2. Konzentrationsverlauf von Dehydrobenzperidol im Plasma nach i.v.-Gabe von 12,5 mg DHB bei 29 Patienten

weisen. Abbildung 2 zeigt den Verlauf der Plasmakonzentrationen von DHB bei intravenöser Applikation von 12,5 mg bei 29 Patienten: Die Eliminationshalbwertszeit beträgt 2,1 h, die ebenso wie Clearance und AUC „area under curve" nicht durch das Alter wesentlich beeinflußt wird; es scheint eine geringe enterohepatische Zirkulation zu geben. Droperidol zeichnet sich durch einen extrem großen therapeutischen Bereich aus: LD_{50}: ED_{50}: $> 21\,000$.

Man muß davon ausgehen, daß die Rezeptorbindung des Droperidols in der Regel die Eliminationshalbwertszeit um den Faktor 4 überdauert. Als Antiemetikum ist Droperidol 1000mal stärker wirksam als beispielsweise Chlorpromazin; es zeichnet sich durch eine membranstabilisierende Wirkung aus, die am Herzen die antiarrhythmische Wirkung bedingt. Weiterhin existieren Hinweise, daß Droperidol eine antihistaminische Wirkung hat.

Die klinische Wirksamkeit eines Neuroleptikums wird jeweils durch den psychotropen Befund bestimmt, nicht durch einen Plasmaspiegel.

Neuroleptika selbst haben bisher zu keinem Mißbrauch geführt; durch ihre Anwendung wird das Suchtpotential von Analgetika und Benzodiazepine deutlich vermindert.

Die längerfristige Gabe von Neuroleptika führt zu einer temporären, aber rasch reversiblen „Überempfindlichkeit" der postsynaptischen Rezeptoren im Striatum. Dies verursacht die bekannten extrapyramidalen Symptome, die bei den Phenothiazinen häufiger als bei den Butyrophenonen auftreten: Haloperidol zeigt gegenüber Droperidol um ein Vielfaches stärkere Nebenwirkungen.

Es besteht kein Zweifel, daß Patienten auf einer Intensivstation sehr vielgestaltige Bewußtseinsveränderungen erfahren, die von Verwirrungen über depressive Verstimmung bis zu mutistischem Verhalten reichen. Diese Zustandsbilder haben ihre Ursache in der psychischen und somatischen Extremsituation, in der sich die Patienten auf den Intensivstationen befinden. Viele Faktoren fließen in diese Verhaltensänderung ein: Hierzu gehören vorbestehende chronische Erkrankungen, besonders generalisierte Gefäßleiden, aber auch konsumierende Erkrankungen. Nicht zu vernachlässigen sind pharmakokinetische Dispositionen durch regelmäßige Medikamenteneinnahme, durch Alkohol sowie durch das höhere Lebensalter.

Unsere Kenntnis über Langzeitsedierung und Analgesie auf Intensivstationen ist erschreckend gering. Pharmakologische Aussagen bei Intensivpatienten über Hypnotika, Neuroleptika und Benzodiazepine stammen von Kurzzeitstudien. Es muß festgestellt werden, daß pharmakokinetische Daten uns bei der Therapie kaum weiterhelfen. Das ideale Mittel für die Langzeitsedierung auf Intensivstationen ist noch nicht gefunden, deshalb erscheint es mir sinnvoll, durch Kombination das Wirkungsspektrum zu optimieren und Nebenwirkungen überschaubar zu halten.

Analgosedierung mit Opioiden

K. A. Lehmann

Einleitung

Während die sog. kleinen (antipyretisch-antiphlogistischen) Analgetika wie Acetylsalicylsäure, Metamizol oder Paracetamol im Rahmen der operativen Intensivmedizin relativ unbedeutend sind, weil sie (für diese Art von Schmerzen) als zu wenig potent und hinsichtlich der Nebenwirkungen (Gerinnungshemmung, Schädigung der Magen-Darm-Schleimhaut) als zu gefährlich gelten, spielen Morphinderivate bei der medikamentösen Ruhigstellung traditionell eine entscheidende Rolle.

Trotz dieser Beliebtheit finden sich in der Literatur vergleichsweise wenig Berichte, die zur Frage von Indikation, Präparateauswahl, Dosierung und therapeutischem Erfolg Stellung nehmen. Die Gründe, warum es an sinnvollen Empfehlungen mangelt, sind vielfältig:

- Schmerzätiologie und -intensität variieren beim operativen Intensivpatienten außerordentlich stark.
- Der Allgemeinzustand ist oft schwer beeinträchtigt, was im Einzelfall zu besonderer Rücksichtnahme auf kardiale bzw. zentralnervöse Nebenwirkungen zwingt.
- Die Vielzahl der in der Intensivmedizin notwendigen Medikamente macht eine vernünftige Abschätzung von klinisch relevanten Arzneimittelinteraktionen praktisch unmöglich; hierzu zählen sowohl pharmakokinetische als auch pharmakodynamische Mechanismen (Hemmung oder Induktion des metabolischen Abbaus, Beeinflussung der Ausscheidung; Potenzierung wie Antagonisierung von Wirkungen und Nebenwirkungen).
- Die meist lange Behandlungsdauer führt bei zentral angreifenden Pharmaka in aller Regel zu Gewöhnung (Toleranz) mit der Notwendigkeit von Dosissteigerungen.

Zu diesen leidlich objektiven Argumenten gesellen sich aber auch noch andere, eher subjektive:

- Die Meinungen über Notwendigkeit und folglich über das Ausmaß einer medikamentösen Ruhigstellung gehen in verschiedenen Zentren weit auseinander.
- Die Auswahl von Pharmaka oder sogar Pharmakagruppen (Hypnotika, Neuroleptika, Tranquilizer, Analgetika) unterliegt tradionellen Gewohnheiten, denen mit sachlichen Argumenten oft kaum beizukommen ist.

– Die lokalen Umstände (Kompetenzprobleme, Personalmangel, räumliche Ge-gebenheiten) zwingen häufig zu Kompromissen.

Die Hilflosigkeit gegenüber solchen Schwierigkeiten spiegelt sich eindrucksvoll in einer Arbeit von Miller-Jones u. Williams oder einer Umfrage an englischen [57] Intensivstationen von Merriman [56] wider.

Vor diesem Hintergrund Ratschläge für eine rationale Anwendung von Opia-ten in der operativen Intensivmedizin geben zu sollen, ist eine fast unlösbare Aufgabe. Ziel dieser Übersicht kann es deshalb lediglich sein, die wenigen, sehr heterogenen Literaturbefunde zu ordnen und Anregungen für eine künftige sy-stematische, wissenschaftliche Auseinandersetzung mit diesem dringenden Thema zu geben.

Opiatanalgetika

Seit der Isolierung von Morphin aus dem Extrakt von Schlafmohnkapseln (Ser-türner 1806) wurde eine Vielzahl von halb- oder vollsynthetischen Morphinderi-vaten entwickelt und in die klinische Routine eingeführt. Zweck dieser Bemü-hungen war es, nicht nur leichter zugängliche, sondern auch wirksamere Präpa-rate mit geringeren Nebenwirkungen zu erhalten. Wenngleich solche Anstren-gungen seit der Entdeckung der Endorphine und spezifischer Opiatrezeptoren neuen Auftrieb erhielten, muß in der Praxis doch bei allen heute verfügbaren Substanzen mit einem recht ähnlichen Wirkungsspektrum gerechnet werden. Üblicherweise klassifiziert man die Opiate nach ihren allgemeinen Eigenschaf-ten:

erwünscht:	*unerwünscht:*
Analgesie,	Toleranz,
Anxiolyse,	Abhängigkeit,
Euphorie*,	Dysphorie,
Sedierung*;	Übelkeit/Erbrechen,
	Vagusstimulation:
	– Herz, Gefäße, Bronchien,
	– Spasmen der Hohlorgane,
	– Obstipation*;
	Atemdepression*,
	Hustendämpfung*.

Die mit einem Stern* gekennzeichneten Eigenschaften können je nach Situation (z. B. perioperative oder chronische Schmerztherapie) durchaus unterschiedlich bewertet werden. Für den Einsatz in der operativen Intensivmedizin sind vor-nehmlich wohl Analgesie, Anxiolyse, Sedierung sowie gelegentlich atemdepres-sive und antitussive Wirkungen wünschenswert. Da sowohl für Anxiolyse als auch Sedierung effektivere, spezifische Medikamente zur Verfügung stehen (Benzodiazepine, Neuroleptika, Hypnotika), bleiben vorrangig die Auswirkun-gen der Opiate auf Atemantrieb und Schmerz zu diskutieren. Eine gezielte

Dämpfung des Atemantriebs ist jedoch eher selten erforderlich; häufiger geht es wohl darum, bei der Respiratorentwöhnung eine übermäßige Atemdepression zu vermeiden. Schmerz, auf der anderen Seite, ist fast regelmäßig (wenn auch nicht immer!) anzunehmen und bedarf wegen seiner unbestrittenen Auswirkungen auf die Rekonvaleszenz einer adäquaten Therapie.

Unter diesem Gesichtspunkt ergeben sich in der Praxis folgende wichtige Fragen:

- Auswahl des Präparates;
- Applikationsform;
- Dosierung.

Die Entscheidung für ein bestimmtes Opiat hängt oft, wie bereits erwähnt, von persönlichen Gewohnheiten und Erfahrungen ab. Rationale Argumente könnten sich z. B. auf das *Nebenwirkungsspektrum* beziehen (Morphin gilt als stärkster Histaminliberator in dieser Medikamentengruppe; bei vorgeschädigtem Herz-Kreislauf-System ist Pentazocin wegen der Gefahr einer pulmonalen Hypertonie kontraindiziert; Pethidin führt oft zur Tachykardie). *Die Potenz* (relative Wirkstärke) spielt bei den meisten Opiaten eine untergeordnete Rolle, weil die Unterschiede in der Regel durch eine Dosisanpassung kompensiert werden können. Dennoch sollte man sich stets vor Augen halten, daß Dosis-Wirkungs-Beziehungen rezeptorspezifischer Pharmaka (also auch der Opiate) einer Sättigung (dem sog. „ceiling effect") unterliegen: Dosissteigerungen führen schließlich in einen Bereich, in dem keine Wirkungszunahme mehr verzeichnet werden kann. Dieses Phänomen ist bei allen partiellen Agonist-Antagonisten (z. B. Buprenorphin, Nalbuphin, Pentazocin) besonders stark ausgeprägt. Abbildung 1 verdeutlicht an 2 hypothetischen Substanzen, daß ein Medikament mit einer höheren Potenz

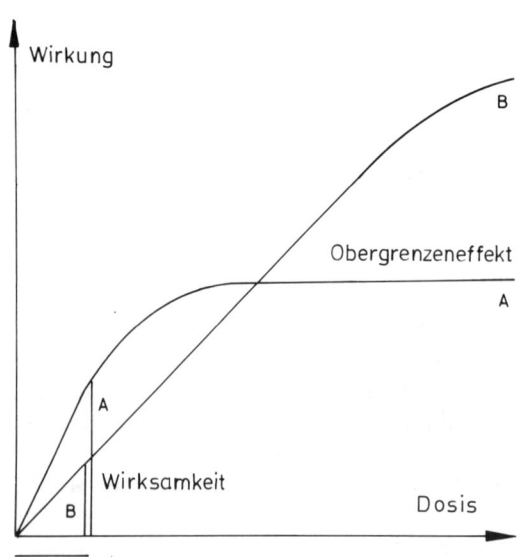

Abb. 1. Dosis-Wirkungs-Beziehungen bei Opiaten

(definiert als Effekt pro Dosis) wegen des „ceiling effects" klinisch durchaus weniger geeignet sein kann als ein „schwächeres", bei dem ein größerer Dosierungsspielraum besteht.

Die *Wirkdauer* ist in der Intensivmedizin zunächst ebenfalls von eher untergeordneter Bedeutung, weil meist eine kontinuierliche Zufuhr möglich ist. Bei der Entscheidung zur repetitiven Applikation kann man auf länger wirkende Substanzen zurückgreifen, wie z.B. Piritramid, Buprenorphin oder insbesondere Methadon, das im angloamerikanischen Schrifttum oft als „poor man's infusion" bezeichnet wird [51]. Auch bezüglich der Entwicklung von *Toleranz* und *Abhängigkeit* gibt es bei längerer Anwendung adäquater Dosierungen keine grundsätzlichen Unterschiede zwischen den Präparaten. Gewöhnung entsteht zwar fast regelmäßig, Sucht aber praktisch nie. (Entzugserscheinungen treten natürlich gelegentlich auf; es ist nach Kenntnis des Autors jedoch kein Fall publiziert, bei dem sich neben einer kurzfristigen physischen auch eine langdauernde psychische Abhängigkeit ausgebildet hätte; s. unten).

Hinsichtlich der Applikationsform sind die Meinungen widersprüchlich. *Repetitive Einzelinjektionen* scheinen gerechtfertigt, wenn die Schmerzproblematik im Krankheitsverlauf zurücktritt und nur ein gelegentlicher Bedarf befriedigt werden muß. In diesem Fall ist für eine vernünftige Einstellung des Analgesieniveaus unbedingt die intravenöse Anwendung zu fordern: nur sie gestattet eine rasche Beurteilung des therapeutischen Effekts und ggf. eine Dosisanpassung. Intramuskuläre oder gar subkutane Gaben von Analgetika sollten wegen der variablen Latenz bis zum Wirkungseintritt und der unsicheren Bioverfügbarkeit aus dem Intensivbereich völlig verbannt werden. Eine zunehmend bevorzugte Alternative stellen die *kontinuierlichen Infusionsregime* dar, bei denen zwischen reaktiven und prophylaktischen Maßnahmen unterschieden werden muß. Erstere sind im wesentlichen unproblematisch: die Infusionsraten werden im Sinne einer „Titration" einem deutlich erkennbaren Bedarf immer wieder angepaßt, wobei im Idealfall der Patient selbst über die Dosis entscheidet [30]. *Reaktive* Infusionsregime sind folglich dann möglich (und indiziert), wenn der Kranke weitestgehend wach und orientiert ist; das Personal sollte dabei selbst bei hohen Dosierungen mehr Zutrauen zur individuellen Einschätzung des Patienten entwickeln [47]. Die eigentlichen Schwierigkeiten zeigen sich jedoch erst bei den *prophylaktischen* Infusionen, mit denen sich diese Übersicht hauptsächlich auseinandersetzen muß. Als „prophylaktisch" soll dabei nicht ausschließlich die auf die Zukunft projektierte Planung verstanden werden, sondern auch der Entscheidungsprozeß, der bei nicht orientierten oder unansprechbaren Patienten täglich durchzuführen ist.

Von entscheidender Bedeutung für eine rationale Therapie ist ein klares Konzept. Dieses beinhaltet prinzipiell eine Definition der Zielsetzungen und ein geeignetes Monitoring, an dessen Ergebnissen sich die Dosierung zu orientieren hat. Leider läßt jeder dieser Punkte zu wünschen übrig.

Konzepte

Zielsetzungen

Erste Erwähnungen des Begriffs „Analgosedierung" stammen nicht aus dem intensivmedizinischen, sondern dem operativen Gebiet. Brockmüller u. Schwenzer [10] verwendeten ihn für die Kombination von Benzodiazepinen und Opiaten bei kieferchirurgischen Eingriffen unter Spontanatmung, Voigt [92] für die Ergänzung einer Lokalanästhesie in der HNO. Ähnliche Ziele verfolgte Nassery [62] bei plastisch-chirurgischen Operationen, während Vontin et al. [93] den Begriff bereits auf die Allgemeinanästhesie ausdehnte. In allen Fällen sollte eine annehmbare Schmerzbekämpfung mit einer ausreichenden vegetativ-motorischen Dämpfung erreicht werden. Mit der Kombination von Ketamin und Flunitrazepam wurde diese Bezeichnung schließlich auch für den Intensivbereich in Anspruch genommen [45].

Nach Hartenauer [31] bedeutet die häufig abrupte Konfrontation des Patienten mit dem Milieu einer Intensivstation und die Erfahrung des Todes anderer Menschen mit den Vorstellungen für das eigene Schicksal die Grenzsituation par excellence, der mit aller Kraft entgegenzuwirken sei. Während früher der Patient an den Respirator adaptiert werden mußte, bestehen heute vielfältige Möglichkeiten für den umgekehrten Weg. Unter diesen Voraussetzungen sei die psychische Führung der Kranken vordringlich; zusätzliche Medikamente sollten nur bei wirklichem Bedarf verordnet werden, der zudem stark von der Persönlichkeitsstruktur abhängig ist. Hartenauer unterscheidet zwischen aktiven oder kooperativen „Bewältigern", die weniger Sedativa und Analgetika benötigen, den „Verdrängern", die tendenziell den Ernst ihrer Erkrankung verleugnen und den „Sensibilisierenden", eher hypochondrisch Veranlagten, die den höchsten Medikamentenverbrauch aufweisen.

Schulte am Esch [72] formulierte als Optimalvorstellung eine ausschließlich streng indizierte, jedoch konsequente Analgesierung sowie eine Reduktion der Psychopharmakadosierung auf ein Maß, das noch eine komplette Anxiolyse und Amnesie sicherstellt, wobei der Patient dennoch ansprechbar und bei Bedarf sehr bald kooperativ ist. Bewußtseinslage und neurologischer Zustand sollten jederzeit geprüft bzw. im Rahmen des Monitorings überwacht werden können. Ein Toleranzstadium im anästhesiologischen Sinne (also eine „Narkose") sollte nur dann angestrebt werden, wenn während einer lebensbedrohlichen Kreislaufinsuffizienz oder bei Gasaustauschstörungen ein Patient zur Sauerstoffbedarfsreduktion komplett immobilisiert werden muß.

Vor diesem Hintergrund und angesichts der heute verfügbaren Medikamentenklassen scheint die Indikation für Opiate recht klar definiert: Ihr Einsatz sollte auf schmerzhafte Zustände begrenzt werden, die Dosierung muß individuell erfolgen. Auf der anderen Seite darf nicht verkannt werden, daß eine erfolgreiche Sedierung und vegetative Dämpfung (selbst bei vermutlich schmerzfreien, aber sonstwie gestreßten Patienten) mit Hypnotika, Neuroleptika oder Tranquilizern allein häufig nicht gelingt, während die Kombination mit zentralen Analgetika oft zu überraschenden Erfolgen führt. Zu diesem speziellen Problemkreis gibt es bis heute so gut wie keine wissenschaftlichen Untersuchungen; nach An-

sicht des Autors liegt hier eine dringende Herausforderung für die anästhesiologische Forschung. Nicht zuletzt wegen solcher noch unverstandenen Arzneimit-
telinterationen erhält die Forderung nach einem adäquaten Monitoring von
Schmerz oder Analgesie einen besonderen Stellenwert.

Monitoring (Algesimetrie)

Wenngleich die experimentelle und auch klinische Algesimetrie in den letzten
Jahren erhebliche Fortschritte zu verzeichnen haben, [11, 61], sind die zuverläs-
sigsten Resultate doch auf den wachen Probanden beschränkt. Für den kaum
oder gar nicht ansprechbaren Patienten im Intensivbereich bieten sich grundsätzlich 3 Wege an:

1) neurophysiologische Untersuchungen;
2) endokrinologische und andere vegetative Reflexe;
3) pharmakologisches Monitoring.

Es herrscht heute mehr oder weniger Einigkeit darüber, daß das globale EEG
nur Informationen über die äußersten Hirnabschnitte liefert und kaum zur Interpretation der tiefer liegenden Schmerzzentren herangezogen werden kann. Hoff-
nung darf vielleicht in die Untersuchung mit *evozierten Potentialen* gesetzt werden, die allerdings wohl nur mit *spezifisch schmerzhaften* Reizen aussagekräftig
sind. Für die klinische Routine scheint die von Kobal [41] vorgeschlagene Stimulation der nasalen Mukosa mit Kohlendioxid derzeit am meisten Erfolg zu
versprechen; erste positive Resultate während einer Allgemeinanästhesie liegen
bereits vor [42].

Schmerz ist einer der wichtigsten Stressoren, auf die der Organismus mit einer
relativ einheitlichen endokrinologischen Anwort reagiert [88]. Vergleichbaren
Veränderungen der sog. „Streßhormone" können jedoch ganz unterschiedliche
Mechanismen zugrunde liegen; sie sind in keiner Weise schmerzspezifisch. Vom
Prolaktin oder dem Wachstumshormon ist belegt, daß sie auch bei freiwilligen
Versuchspersonen im Anschluß an eine Opiatapplikation ansteigen [24]; Fentanyl bewirkt in geeigneten Dosen ($> 50 \mu g/kg/24$ h) eine Suppression der Ne-
bennierenrinde [43]. Andere Medikamente mit endokrinologischen, streßunab-
hängigen Eigenwirkungen müssen ebenfalls in Betracht gezogen werden [44].
Insgesamt sind die Verhältnisse außerordentlich komplex; zur eindeutigen Beurteilung von Schmerz bei Intensivpatienten eignen sie sich derzeit nicht. Selbst
wenn sich Endorphinspiegel verändern, kann dies unterschiedliche Ursachen
haben; ob ein Konzentrationsanstieg ferner ausreicht, um eine ausreichende en-
dogene Analgesie zu erzeugen, oder ob er nur eine frustrane Anstrengung signa-
lisiert, ist mit heutigen Kenntnissen noch nicht zu beantworten.

Mit einer ähnlichen Unsicherheit sind natürlich auch die beliebten hämodyna-
mischen Reaktionen belastet: Blutdruck- und Pulsveränderungen kommen eben
nicht nur bei Schmerz, sondern auch bei Angst, Durst, Schlaflosigkeit, Atemnot
oder Kreislaufkrisen vor (um nur einige Faktoren zu nennen).

Wenngleich das pharmakologische Monitoring, also die Bestimmung „*thera-
peutischer" Blutkonzentrationen* in der Literatur am häufigsten Beachtung gefun-

den hat, handelt es sich hierbei doch um das problematischste Verfahren überhaupt. Der Grund für diese Skepsis ist, daß hierbei retrospektiv Rückschlüsse
auf Schmerz oder Analgesie anhand von Daten gezogen werden, für die keine
oder nur ganz vage „Normalwerte" existieren, und von denen eine erhebliche
individuelle Variabilität bekannt ist. Bei welchen Plasmaspiegeln ein Patient
analgetisch wird, hängt nicht nur von seiner individuellen Schmerztoleranz, sondern auch von der Schmerzintensität und von den Begleitumständen ab, wobei
die medikamentöse Therapie mit zentral dämpfenden Pharmaka eine offensichtlich entscheidende Rolle spielt. Nichtsdestoweniger sind „analgetische" Blutkonzentrationen die bisher einzige Basis für die rationale Planung prophylakti-
scher Infusionsregime, was eine ausführlichere Diskussion rechtfertigt.

Dosierung von Analgetika bei prophylaktischen Infusionen

„Analgetische" Blutkonzentrationen: Es hat nicht an Versuchen gefehlt, das *therapeutische Fenster* für die verschiedenen Opiate zu definieren. Methodische Va-
rianten und heterogene Patientenkollektive machen Vergleiche zwischen den
einzelnen Studien jedoch schwierig. Immerhin kristallisieren sich bestimmte Bereiche heraus, die nachfolgend näher erläutert werden sollen. Wo immer Dosierungsschemata mitgeteilt wurden, werden diese ebenfalls aufgeführt.

Für *Fentanyl* fanden Hengstmann et al. [32, 33], daß unter 67% Lachgas etwa
15-20 ng/ml für ein mittleres *intraoperatives* Analgesieniveau und 20-25 ng/ml
für eine Laparotomie erforderlich sind (5 min 250 µg/min, dann 9 µg/min). Hynynen et al. [38] berichteten über 15-18 ng/ml, die bei herzchirurgischen Patienten unter Relaxation und Sauerstoffbeatmung in der Bypassphase erreicht wurden, wobei keine Unterschiede zwischen solchen Patienten bestanden, die in dieser Zeit hämodynamische Reaktionen boten oder nicht; die mittleren Aufwachkonzentrationen lagen bei 6,4 ng/ml (in 10 min 48 µg/kg, bis zum Wiederaufwärmen 0,3 µg/kg/min, bis zum Operationsende 0,15 µg/kg/min). Eine ähnlich
schlechte Korrelation zwischen Fentanylblutspiegeln und Kreislaufreaktionen
beschrieben Sprigge et al. [84, 85], die bei etwa 15 ng/ml in nur 50% ihrer Herzpatienten hämodynamische Stabilität zwischen Sternotomie und Bypassbeginn
feststellten (initial 50 µg/kg mit 1 mg/min, danach 0,5 µg/kg/min bis zu einer
Gesamtdosis von 100 µg/kg). Hess et al. [34] erzielten an einem vergleichbaren
Patientenkollektiv intraoperativ therapeutische Konzentrationen um 19 ng/ml
(initial 0,5 mg, dann 8,2-13,2 µg/kg/h). Bei Reves et al. [70] boten 7,5 ng/ml, die
durch eine Computerpumpe erzeugt wurden, keine sichere Gewähr für eine ausreichende Narkosetiefe in der Herzchirurgie. McQuay et al. [55] erhielten bei
allgemeinchirurgischen Patienten konstante Blutspiegel um 5 ng/ml (initial 10
µg/kg, 20 min später 2 µg/min bis in die Aufwachphase hinein). White et al. [97,
98] hielten in Allgemeinanästhesie unter Barbiturat/Lachgas/Relaxation etwa 1-
4 ng/ml für ausreichend (mittlere Infusionsraten 3-6 µg/min). In eigenen Untersuchungen wurden unter Neuroleptanalgesie repetitive Fentanylnachinjektionen
bei mittleren Konzentrationen um 2,5 ng/ml erforderlich, wobei die Streuung
jedoch erheblich ausfiel [50]. *Postoperative* Studien, in denen eine Korrelation
zwischen Blutspiegeln und Analgesie gesucht wurde, sind vermutlich aussage-

kräftiger als intraoperative, weil hier der Patient selbst angeben kann, wann er noch Schmerzen empfindet, wenngleich sich die Schmerzintensität natürlich unterscheidet. Nimmo et al. [26, 63] fanden bei 1–3 ng/ml eine ausreichende Analgesie (100 µg/h mit dem Travenolinfusor). Unter On-demand-Bedingungen („patient-controlled analgesia", PCA) wurden mittlere Schwellenkonzentrationen um 1 ng/ml festgestellt [48], vgl. Abbildung 2.

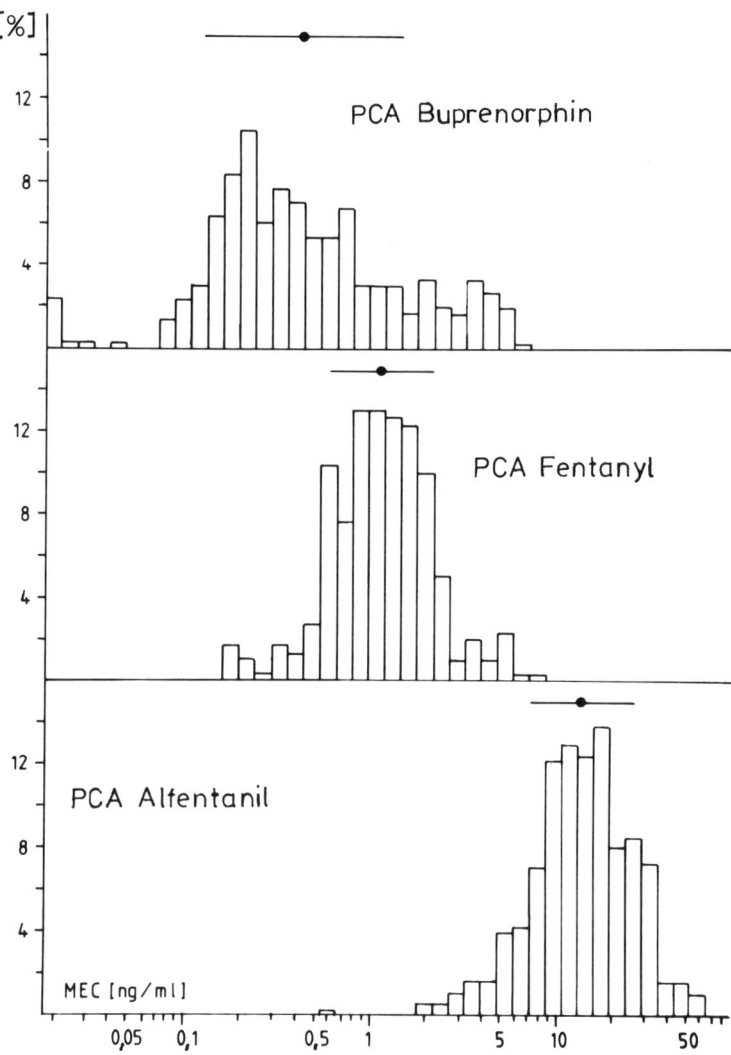

Abb. 2. Häufigkeitsverteilung von analgetischen Schwellkonzentrationen für Buprenorphin, Fentanyl und Alfentanil. Untersuchungen im Rahmen der postoperativen On-demand-Analgesie (Blutproben wurden unmittelbar vor jeder Patientenanforderung entnommen). (*PCA* „patient-controlled analgesia", *MEC* „minimum effective concentrations")

Obwohl sich vermuten läßt, daß derartige Konzentrationsbereiche (1–5 ng/ ml) auch im Rahmen der *Intensivmedizin* in den meisten Fällen ausreichend sein müßten, unterstreicht ein Bericht von Shafer et al. [79], daß unter ungünstigen Umständen (z. T. auch infolge von Toleranzentwicklung) exzessiv hohe Blutspiegel im Bereich von 40–60 ng/ml erforderlich sein können (mittlere Infusionsrate 0,54 µg/kg/min).

Auch für *Alfentanil* ergibt sich ein ähnliches Bild. Hynynen et al. [38] beschrieben 750–900 ng/ml bei herzchirurgischen Eingriffen (in 2 min 48 µg/kg, bis zum Wiederaufwärmen 6 µg/kg/min, bis zum Operationsende 3 µg/kg/min); Aufwachkonzentrationen lagen bei 70 ng/ml. 400–500 ng/ml sollen nach Fragen et al. [28] unter 67% Lachgas für eine chirurgische Analgesie ausreichend sein; als Aufwachkonzentrationen wurden hier 178–310 ng/ml gefunden (initial 176 µg/ kg, dann 1,3 µg/kg/min). Zu vergleichbaren Schlußfolgerungen (chirurgische Analgesie bei > 300 ng/ml) kamen auch Bovil et al. [8]. Shafer et al. [81] berichteten ebenfalls über einen Bereich zwischen 300 und 400 ng/ml, der in Allgemeinanästhesie mit Thiopental/Lachgas/Relaxation für Oberflächen- und Abdominalchirurgie ausreiche; allerdings müsse der erheblichen individuellen Variabilität durch Titration der Infusionsraten Rechnung getragen werden (initial 25–130 µg/kg, dann 0,25–1,3 µg/kg/min). Dieser Vorbehalt wurde von Chauvin et al. [14] bestätigt, die bei intrakraniellen Eingriffen Zielkonzentrationen von 400 ng/ml anstrebten (5 min 235 µg/kg, dann 1,8 µg/kg/min). Schüttler et al. [73, 74] fanden unter ähnlichen Narkosebedingungen Werte um 290 ng/ml für einen oberflächlichen Schmerzreiz und um 480 ng/ml für eine intraabdominelle Stimulation; oft konnte dabei auf die zusätzliche Verwendung von Hypnotika verzichtet werden (initial 15 mg innerhalb von 15–20 min, dann 0,15 mg/min). Nach O'Connor et al. [65, 66] fällt die Korrelation zwischen Blutspiegeln und Analgesie außerordentlich variabel aus; bei gesunden, jungen Patienten waren intraoperativ unter Barbiturat/Lachgas/Relaxation 72–359 ng/ml ausreichend und Konzentrationen um 110 ng/ml postoperativ exzellent wirksam (intraoperativ initial 50 µg/kg, dann 50 oder 100 µg/kg/h bis zum Operationsende, postoperativ für 2 h 20 µg/kg/h). Unter On-demand-Bedingungen lagen mittlere postoperativ-analgetische Grenzkonzentrationen bei etwa 14 ng/ml [48, 49], vgl. Abb. 2. Aus dem intensivmedizinischen Bereich berichteten Yate et al. [99, 100] für Beatmungspatienten nach herzchirurgischen Eingriffen über einen therapeutisch wirksamen Bereich um 150–250 ng/ml, wobei zusätzliche Tranquilizer nur sehr selten benötigt wurden (initial 15 µg/kg, dann 0,4 µg/kg/min).

Über *Morphin* sind weniger Daten bekannt geworden. White u. Sung [97] fanden, daß etwa 113 ng/ml unter Allgemeinanästhesie ausreichen (mittlere Infusionsrate 0,2 mg/min). Sitar et al. [83] erprobten erfolgreich ein Infusionsregime zur Erzeugung stabiler Blutkonzentrationen zwischen 16 und 32 ng/ml (0,1 mg/ kg über 15 min, dann 0,034–0,068 mg/kg/h). Postoperative Befunde unter On-demand-Bedingungen von Dahlström et al. [22] legen einen minimal effektiven Konzentrationsbereich um 16 ng/ml nahe. Auch Waldmann et al. [95] fanden bei postoperativ für 24 h beatmeten Intensivpatienten, daß 20 ng/ml nicht in allen Fällen ausreichend waren (intraoperativ 50 µg/kg/h i. v., postoperativ 25 µg/ kg/h i. v. oder s. c.).

Pethidin ist relativ gut untersucht worden, wobei die meisten Daten allerdings aus der postoperativen Schmerztherapie stammen. White u. Sung [97] erzielten intraoperativ im Mittel 1192 ng/ml (mittlere Infusionsrate 1,51 mg/min). Postoperativ gelten seit den grundlegenden Arbeiten von Mather et al. [51, 87] mittlere Konzentrationen um 450 ng/ml als kritische Grenze; von besonderem Interesse war die überraschende Steilheit in intraindividuellen Konzentrations-Wirkungs-Beziehungen: im Schwellenbereich führten ganz geringfügige Änderungen der Blutspiegel zum Umschlagen von Schmerz in Analgesie; die interindividuellen Variationen waren jedoch wiederum beträchtlich, vgl. Abb. 3 (45 min 1 mg/min, 28 min 0,53 mg/min, dann bis 32 h 0,4 mg/min).

Sprigge et al. [86] erzielten postoperative Konzentrationsplateaus um 300 ng/ml, bei denen ebenfalls eine klinisch zufriedenstellende Analgesie ohne Beeinträchtigung der Spontanatmung beobachtet wurde (während 45 min 1,3 mg/min, 30 min 0,7 mg/min, dann bis 24 h 0,5 mg/min.) Nach Tamsen et al. [89] lag der therapeutische Bereich unter postoperativen On-demand-Bedingungen bei 455 ng/ml. Für andere Opiate sind die Informationen über analgetische Plasmaspiegel dürftig oder fehlen derzeit noch ganz. Dick et al. [23] beobachteten für *Pentazocin* bei Hysterektomiepatientinnen eine überwiegend gute postoperative Analgesie ohne Atemdepression im Bereich von 50 100 ng/ml (Operationstag 0,12 mg/kg/h, 1. Tag 0,1 mg/kg/h, 2. Tag 0,07 mg/kg/h). Im Rahmen der postoperativen On-demand-Analgesie wurden ferner therapeutische Bereiche für *Ketobemidon* um 28 ng/ml [90] und für *Hydrocodon* um 6 ng/ml [40] gefunden. Nach eigenen Untersuchungen liegt der untere Schwellenbereich für *Buprenorphin* postoperativ bei 0,4 ng/ml [49] und für *Sufentanil* bei etwa 0,1 ng/ml (in Vorbereitung).

Methoden zur Erzielung konstanter Blutkonzentrationen: Um in einen vorgegebenen therapeutischen Konzentrationsbereich zu gelangen, stehen verschiedene Möglichkeiten zur Verfügung. Repetitive Einzelinjektionen sind ebenso denkbar

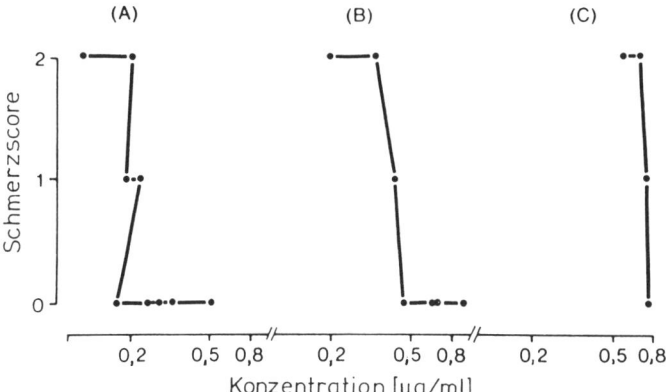

Abb. 3. Analgetische Schwellenkonzentration von Pethidin (nach [51]). Geringfügige Konzentrationsänderungen führen zum Umschlag von Schmerz in Analgesie (beachte die Variabilität bei den absoluten Konzentrationen)

wie Infusionsregime; allerdings lassen sich bei den ersteren stärkere Schwankungen nicht vermeiden. Da ferner der Verdacht geäußert wurde, daß typische Opiatnebenwirkungen (Übelkeit, Dysphorie, Blutdruckabfall) mit sich rasch verändernden Plasmaspiegeln zusammenhängen [5, 51], setzen sich die kontinuierlichen Verfahren derzeit immer mehr durch.

Grundlage aller rationaler Planungen ist die *Pharmakokinetik*. Im moderneren Verständnis besteht ihre Aufgabe nicht allein in der *Beschreibung* zeitlicher Konzentrationsverläufe, sondern v. a. in deren *Voraussage*. Hierzu ist es erforderlich, Befunde ausgewählter Individuen mittels geeigneter Modelle mathematisch zu formulieren. Da eine erschöpfende Erörterung den Umfang dieses Beitrags sprengen müßte, sollen hier nur die wichtigsten Prinzipien dargestellt werden [46, 71].

Nach einmaliger i. v.-Bolusinjektion beobachtet man bei den meisten Medikamenten einen ähnlichen Konzentrationsverlauf (Abb. 4).

Solche Kurven lassen sich mathematisch mit mehrexponentiellen Gleichungen beschreiben, z. B.

$$c = A \cdot e^{-\alpha \cdot t} + B \cdot e^{-\beta \cdot t} + \dots$$

Das zugrundeliegende Modell ist ebenfalls in Abb. 4 dargestellt: Man nimmt 2 (oder auch mehr) Verteilungsräume an, in denen sich das Medikament verdünnt bzw. zwischen denen es hin- und hertransportiert wird. Im sog. „offenen Zweikompartimentmodell bestimmen die Transferkonstanten k_{12} und k_{21} den Austausch zwischen dem „zentralen" und „peripheren" Kompartiment, während die Eliminationskonstante k_{el} den Abtransport aus dem zentralen Kompartiment bestimmt. Kompartimente sind grundsätzlich virtuelle Räume, die nicht mit biologisch-anatomischen Substraten gleichgesetzt werden dürfen. Allerdings ist die Annahme gestattet, daß das Blut und die meisten gut durchbluteten Organe (also etwa das Gehirn) dem zentralen Kompartiment zugerechnet werden können.

Um im Blut eine konstante Wirkstoffkonzentration aufrechtzuerhalten, muß zunächst das zentrale Kompartiment aufgefüllt und dann dem Abtransport in periphere Kompartimente und der Elimination Rechnung getragen werden.

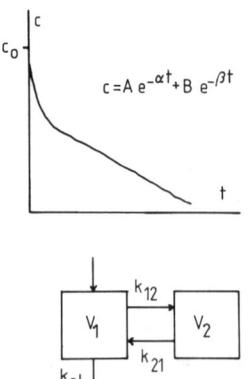

Abb. 4. Offenes Zweikompartimentmodell (Erläuterungen s. Text)

Hierbei ist es wichtig zu wissen, daß aus den oben erwähnten Gleichungskoeffizienten α und β (sowie aus den hieraus abgeleiteten Transfer- und Eliminationskonstanten k_{12}, k_{21} und k_{e1}) nicht nur die Volumina der verschiedenen Verteilungsräume, sondern auch deren Zeitcharakteristika berechnet werden können. Allgemein gültige Beziehungen sind z. B.:

$t_{1/2}(\alpha) = \ln(2)/\alpha$ (Verteilungshalbwertszeit),

$t_{1/2}(\beta) = \ln(2)/\beta$ (Eliminierungshalbwertszeit),

V_1 $= \text{Dosis}/c_0$ (Volumen des zentralen Kompartiments),

V_d $= \Sigma V_i$ (gesamtes Verteilungsvolumen),

Cl $= \beta \cdot V_d$ (Clearance),

     $= \ln(2) \cdot V_d/t_{1/2}(\beta)$.

Die Clearance ist für den Kliniker von besonderer Bedeutung; sie faßt alle Eliminationswege des Organismus zusammen (z. B. renal, hepatisch, enteral, pulmonal usw.) und wird vom Gesamtverteilungsvolumen (V_d) und der Eliminationshalbwertszeit ($t_2(\beta)$) bestimmt. Für die gebräuchlichen Opiate ist v. a. die hepatische Clearance entscheidend, weil dort der Abbau zu (meist inaktiven) Metaboliten erfolgt; eine wichtige Ausnahme stellt das Morphin dar (s. unten). Für jede organspezifische Clearance gilt ferner eine Abhängigkeit von der regionalen Perfusion und einer spezifischen Extraktionsrate, z. B.:

$Cl_{hep} = Q_{hep} \cdot E_{hep}$

weshalb sowohl Organfunktion als auch Kreislaufsituation Einfluß auf die Pharmakokinetik nehmen.

In Tabelle 1 sind die wichtigsten pharmakokinetischen Kenngrößen für gebräuchliche Opiate zusammengestellt; bei den Angaben, die verschiedenen Literaturstellen entnommen sind [12, 26, 37, 51, 52], fällt eine nicht unerhebliche Streuung auf, obwohl sie zumeist von freiwilligen Versuchspersonen oder gesunden allgemeinchirurgischen Patienten stammen.

Tabelle 1. Pharmakokinetische Eigenschaften von Opiaten (Mittelwerte aus verschiedenen Studien, bei fehlenden Gewichtsangaben unter Annahme von 70 kg) ($t_{1/2}(\beta)$) Eliminationshalbwertszeit, V_d Gesamtverteilungsvolumen, Cl Clearance)

	$t_{1/2}(\beta)$ [h]	V_d [l/kg]	Cl [ml/kg/min]
Methadon	25,0–45,0	3,3–8,6	1,4– 2,9
Morphin	1,7– 4,5	1,2–6,2	6,4–23
Pethidin	2,4– 6,7	2,6–5,9	7,5–18
Alfentanil	1,4– 1,6	0,4–1	3,2– 8,3
Fentanyl	1,7–14	0,7–7,9	1,9–22
Sufentanil	2,6	1,4	10,7
Pentazocin	3,4– 5,7	4,9–5,6	10,4–19,4
Buprenorphin	2,3– 3,1	1,4–2,2	13,3–18,9

Bei Kenntnis derartiger Basisparameter ist es möglich, Dosierungskonzepte zu entwickeln, mit denen konstante Konzentrationen im Blut oder anderen Zielkompartimenten aufgebaut und aufrechterhalten werden. Um das zentrale Kompartiment rasch aufzufüllen, ist eine initiale Bolusinjektion oder schnell laufende Einleitungsinfusion erforderlich („loading dose"), während zur Kompensation von Verteilungs- und Eliminationsverlusten niedriger eingestellte Erhaltungsinfusionen („maintenance dose") benötigt werden [64, 76]. Entscheidende Erkenntnisse auf diesem Gebiet gehen v. a. auf Wagner [94] zurück, der die Kombination von 2 unterschiedlichen Infusionsgeschwindigkeiten mathematisch begründete; Weiterentwicklungen (z. B. das sog. BET-Infusionsregime) und modernere Modellvorstellungen finden sich in einer umfassenden Übersicht von Schwilden et al. [75]. Praktisch erprobte Dosierungsanweisungen, bei denen auch Konzentrationsmessungen durchgeführt wurden, sind bereits auf S. 20ff. zusammengestellt. Um sicherzugehen, daß ein einmal eingestelltes Konzentrationsplateau bei Bedarf rasch erniedrigt werden kann (z. B. zwecks intermittierender Prüfung des neurologischen Status), sind Opiate mit einer hohen Clearance vorzuziehen (Tabelle 1).

Probleme: Obwohl somit ein ausreichendes theoretisches Konzept zur Erzielung konstanter Blutkonzentrationen zur Verfügung steht, das sich in Einzelfällen klinisch durchaus bewährt hat (Fehlerbreite bei intraoperativer Alfentanilinfusion z. B. nur 22–33% [2]), erschweren individuelle Unterschiede eine routinemäßige Anwendung. Unterliegen schon die zugrundegelegten pharmakokinetischen Basisparameter, die von relativ „normalen" Kollektiven stammen, großen Schwankungen, müssen die Verhältnisse bei multimobiden Patienten um so kritischer diskutiert werden. Leider stehen nur spärliche Literaturbefunde zu diesem Problem zur Verfügung.

Für die Pharmakokinetik von *Fentanyl* spielen Nieren- und Lebererkrankungen vermutlich eine untergeordnete Rolle [9, 21, 29, 39, 71]. Bei *Alfentanil* gilt diese Unbedenklichkeit wohl nur für Nierenschäden [15, 78], während bei Leberinsuffizienz bereits mit der Abnahme der Clearance zu rechnen ist [14, 27, 53, 80]. Während diese meist aus dem operativen Bereich stammenden Ergebnisse nur mit einem gewissen Vorbehalt auf die Intensivmedizin übertragen werden dürfen, sind die Erkenntnisse zum pharmakokinetischen Verhalten von *Morphin* ziemlich eindeutig. Im Gegensatz zu den meisten Opiaten wird Morphin durch Glukuronidierung desaktiviert; diese Konjugationsreaktion kann vermutlich sowohl in der Leber als auch in der Niere stattfinden. Bisher sind keine Berichte bekannt, nach denen eine Leberfunktionsstörung einen wesentlichen Einfluß auf die Elimination von Morphin hat; demgegenüber ist bei Niereninsuffizienz mit einer deutlich verlängerten und stärkeren Wirkung sowie mit Kumulationsphänomenen zu rechnen [3, 25, 54, 58, 60, 69, 77, 83]. Nach neueren Erkenntnissen [1, 16, 82] scheint nicht so sehr die renale Ausscheidung unveränderten Morphins oder die Glukuronidierungskapazität der Niere beeinträchtigt zu sein, sondern die Elimination der Konjugate, wobei das 6-Glukuronid als pharmakologisch noch wirksames Stoffwechselprodukt angesehen wird. In diesem Zusammenhang sind auch interessante Beobachtungen von Chrubasik et al. [17, 18] zu erwähnen, nach denen die *Inhalation* von vernebelten Morphinlösungen zu einer guten postoperativen Analgesie führen kann, was mit einem postulierten pulmonalen Metabolismus zu erklären versucht wurde.

Welcher pharmakokinetische Einfluß schließlich von Störungen im Herz-Kreislauf-System, von Verdünnungsmechanismen (Infusionstherapie, Dialyse) oder von Arzneimittelinteraktionen (Enzyminduktion oder -hemmung, Konkurrenz um Bindungsstellen an Plasmaproteinen, Erythrozyten oder anderen Geweben) zu erwarten ist, kann heute im Einzelfall unmöglich vorausgesagt werden. Stellt man dann zusätzlich die variable Beziehung zwischen Blutkonzentrationen und Analgesie sowie die hier erst gar nicht diskutierten pharmakodynamischen Wechselwirkungen in Rechnung, die im Rahmen der intensivmedizinischen Polypragmasie unvermeidlich sind, müssen die Hoffnungen auf eine rationale Planung von „Analgesie" noch mehr gedämpft werden.

Empirische Erfahrungen

Analgosedierungsregime für operative Intensivpatienten

Neben den bereits besprochenen Studien, denen in der Regel ein theoretisches Konzept zugrunde lag, finden sich in der Literatur einige Aufsätze über Verfahren, die sich in der klinischen Praxis bewährt haben.

Vogel [91] berichtete über gute Erfahrungen mit Thalamonal bei der Langzeitbeatmung von Tetanusfällen, Polytraumatisierten und Patienten mit akuter respiratorischer Insuffizienz (maximale Tagesdosen für Fentanyl 1,7-4,8 mg, für Droperidol 150-240 mg). Kochs u. Bause [43] verwendeten für ein ähnliches Patientenkollektiv Kombinationen von Fentanyl (Tagesdosen 3-15 mg) oder Morphin (60-380 mg) mit Etomidate (1-2,5 g/Tag), Flunitrazepam (16-30 mg/Tag) oder Midazolam (35-180 mg/Tag). Weitere Erfahrungen liegen für Piritramid, Thalamonal und Midazolam [4] sowie für Fentanyl und Diazepam im Vergleich zu Methohexital oder Isofluran [35] vor. Eine neuere Mitteilung berichtet über erfolgreiche Kombinationen von Alfentanil (0,6-3,6 mg/h), Fentanyl (0,06-0,36 mg/h) oder Piritramid (5-15 mg/h) mit Midazolam (3,6-21,6 mg/h) oder Promethazin (32-96 mg/h) [36]. Yate et al. [100] erprobten neben Alfentanil (s. oben) auch Pethidin zur Analgosedierung postoperativ beatmeter Herzpatienten (initial 10 mg/kg, mittlere Infusionsrate 0,3 mg/kg/h, mittlere Gesamtdosis 5,3 mg/kg); zusätzlich wurden geringe Midazolamdosen benötigt. Cohen u. Kelly [20] berichteten über sehr gute Erfahrungen mit Alfentanil und Diazepam bei Intensivpatienten während einer SIMV-Beatmung; Alfentanil wurde hierbei initial mit 25 µg/kg appliziert, gefolgt von Unterhaltungsinfusionen mit 0,67 µg/kg/min (20 min) und schließlich 0,1-2 µg/kg/min (mittlerer Gesamtverbrauch 0,11-2,18 µg/kg/min). Diazepam wurde jeweils bei Bedarf hinzugegeben. Auffällig war bei dieser Untersuchung, daß ältere Patienten (über 50 Jahre) signifikant weniger Medikamente benötigten. Ähnlich gute Resultate erhielten O'Dea u. Hopkinson [67] mit einer fixen Kombination von Alfentanil (0,42 mg/ml) und Midazolam (0,83 mg/ml), bei der die Infusionsgeschwindigkeit individuell titriert wurde. Die mittleren Infusionsraten variierten sehr stark (0,2-8 ml/h entsprechend 0,08–3,36 mg Alfentanil/h bzw. 0,17–6,64 mg Midazolam/h); maximal wurden sogar 20 ml/h benötigt. Bird et al. [6] benutzten für die Ruhigstellung intubierter, spontan atmender Patienten nach orofazialen Eingriffen eine Kombination von Fentanyl (intraoperativ initial 5 µg/kg, bis Operationsende 0,045 µg/kg/min, postoperativ bis 24 h 0,022 µg/kg/min; mittlere Tagesdosen 2,2 mg) und Etomidate (postoperativ initial 10 min 128 µg/kg/min, dann 3,8 µg/kg/min); arterielle Blutgase und endexspiratorischer pCO_2 lagen dabei stets im Normbereich.

Entzugserscheinungen

Aus keiner der bisher zitierten Publikationen lassen sich Hinweise auf die Entwicklung einer Opiatabhängigkeit entnehmen, die zu größeren Problemen geführt hätte. In diesem Zusammenhang ist ein Hinweis von Boulard et al. [7] wichtig, die als womöglich irreführendes Erstsymptom beim Absetzen einer langdauernden Opiattherapie eine Mydriasis beobachteten, was besonders bei ihrem neurochirurgischen Krankengut differentialdiagnostische Überlegungen veranlaßte. Nur bei exzessiv hohen Dosierungen ist mit ernsthaften Schwierigkeiten zu rechnen. So beschrieb Wendt [96] eine mehrtägige schwere Entzugssymptomatik bei einem Patienten, der innerhalb von 17 Tagen 2,1 l Thalamonal (105 mg Fentanyl), 180 mg Piritramid und 200 mg Pethidin erhalten hatte. Eindrucksvoll ist ferner eine Fallbeschreibung von Morgan [59], nach der ein Pankreatitispatient im Verlauf von 60 Tagen 8700 mg Papaveretum (etwa 4350 mg Morphin) benötigte und über 12 Tage vorsichtig entwöhnt werden mußte.

Rückschlüsse aus der postoperativen Schmerztherapie

Kaum eine der angeführten Literaturstellen vermochte überzeugend zu begründen, welche Opiatdosen für eine konsequente intensivmedizinische *Analgesie* wirklich erforderlich waren. Nachdem schon der Versuch unternommen wurde, „analgetische" Blutkonzentrationen als Argument heranzuziehen, sollen abschließend noch einige empirische Erfahrungen aus dem Gebiet der postoperativen Schmerztherapie erwähnt werden. Allerdings ist die zugrundeliegende Vermutung, daß *Schmerzen* (nicht: Unruhe) im Rahmen der operativen Intensivmedizin sich nicht grundsätzlich von denen in der frühen postoperativen Phase unterscheiden, bisher bloße Spekulation.

Dick et al. [23] erzielten u.a. mit Piritramidinfusionen gute Resultate (am Operationstag 0,0038 mg/kg/h, 1. Tag 0,024 mg/kg/h, 2. Tag 0,019 mg/kg/h). Church [19] benutzte mit ähnlichem Erfolg Pethidininfusionen (initial 0,3 mg/kg, dann 0,3 mg/kg/h; mittlerer Verbrauch 7,2 mg/kg/24 h). Aus eigenen postoperativen Untersuchungen zur repetitiven, intravenösen Selbstapplikation (PCA) ergaben sich die relativ objektiven Bedarfsangaben aus Tabelle 2, für die allerdings erhebliche Streuungen in Rechnung zu stellen sind.

Solche und ähnliche Befunde liegen in der Literatur mehrfach vor und stimmen in den Grundzügen weitgehend überein. Muß es nicht zum Nachdenken

Tabelle 2. Mittlerer Opiatverbrauch in den ersten 24 postoperativen Stunden unter den Bedingungen der intravenösen on-demand-Analgesie [µg/kg/h]. (Nach [4] und neueren Untersuchungen)

Sulfentanil	0,10
Fentanyl	0,46
Buprenorphin	0,63
Alfentanil	4,96
Morphin	29,60
Piritramid	30,44
Nalbuphin	117,52
Pentazocin	135,57
Pethidin	175,10
Tramadol	203,12

anregen, wenn sich diese Analgetikamengen, bei deren Dosisfindung weitestgehend wache Patienten beteiligt waren, um Größenordnungen von denen unterscheiden, die in der operativen Intensivmedizin zur Anwendung kommen?

Perspektiven

Rawal u. Tandon [68] beschrieben 1985 ihre Erfahrungen mit der Anwendung von rückenmarksnahem (vorwiegend epidural appliziertem) Morphin bei der Behandlung von „schwierigen" operativen Intensivpatienten, bei denen mit konventionellen Mitteln eine vernünftige Analgosedierung nicht zu erreichen war. Der mittlere Tagesbedarf fiel recht unterschiedlich aus (epidural 20–38 mg) und mußte individuell titriert werden. Nach 2–3 Tagen machte sich die bekannte Toleranzentwicklung bemerkbar, die jedoch keine besonderen Probleme aufwarf. Unter dieser Therapie konnte auf Relaxanzien völlig verzichtet werden, die Patienten klarten auf, unter Spontanatmung war keine Dämpfung des Atemantriebs zu verzeichnen. Die Autoren faßten ihre Beobachtungen folgendermaßen zusammen:

"Our results ... suggest that pain rather than inadequate sedation is the major cause of restlessness, agitation and patient respirator incoordination in ICU patients. However, when neurological assessment is unnecessary sedatives preferably with amnestic effects or antidepressants may be indicated for the psychological well-being of the patients."

Wenn diese Vermutung stimmt, dann sollte eine konsequente Analgesie, wie sie Schulte am Esch gefordert hat [72] wirklich in den Vordergrund treten und Hypnotika, Neuroleptika oder Tranquilizer zurückdrängen. Analgesie ist zudem nicht nur mit Opiaten zu erzielen; im Einzelfall sind Spasmolytika, Lachgas oder Lokalanästhetika altbekannte Alternativen [13]. Methoden sind also vorhanden; was fehlt, ist ein systematischer Versuch, mit dem bisherigen Erfahrungsgut eine effektive Basisanalgesie zu planen, die nur im Bedarfsfall durch andere Medikamente ergänzt wird. Die meisten heute benutzten Ansätze verwenden jedoch „Kochrezepte" oder gehen zumindest den umgekehrten Weg und sind daher nicht in der Lage, „Analgesiebedarf" zu definieren bzw. realistisch zu dokumentieren.

Literatur

1. Aitkenhead AR, Vater M, Achola K, Cooper CMS, Smith G (1984) Pharmacokinetics of single-dose i.v. morphine in normal volunteers and patients with en-stage renal failure. Br J Anaesth 56:813–819
2. Ausems ME, Stanski DR, Hug CC (1985) An evaluation of the accuracy of pharmacokinetic data for the computer assisted infusion of alfentanil. Br J Anaesth 57:1217–1225
3. Ball M, McQuay HJ, Moore RA, Allen MC, Fisher A, Sear J (1985) Renal failure and the use of morphine in intensive care. Lancet I:784–786
4. Behne M, Asskali F, Steuer A, Förster H (1987) Midazolam-Dauerinfusion zur Sedierung von Beatmungspatienten. Anaesthesist 36:228–232
5. Bingham RM, Hinds CJ (1987) Influence of bolus doses of phenoperidine on intracranial pressure and systemic arterial pressure in traumatic coma. Br J Anaesth 59:592–595
6. Bird TM, Edbrooke DL, Newby DM, Hebron BS (1984) Intravenous sedation for the intubated and spontaneously breathing patient in the intensive care unit. Acta Anaesthesiol Scand 28:640–643
7. Boulard G, Maurette P, Pouguet P et al (1983) Syndrome d'abstinence après arrêt de la sédation par fentanyl en neuro-réanimation. Ann Fr Anesth Réanim 2:101–101
8. Bovill JG, Sebel PS, Blackburn CL, Heykants J (1982) The pharmacokinetics of alfentanil (R 39209): A new opioid analgesic. Anesthesiology 57:439–443
9. Bower S (1982) Plasma protein binding of fentanyl: The effect of hyperlipoproteinaemia and chronic renal failure. J Pharm Pharmacol 34:102–106
10. Brockmüller KD, Schwenzer N (1973) Ein neuer Weg zur Schmerzausschaltung bei extraoralen Abszeßeröffnungen. Dtsch Zahnärztl Z 28:1004
11. Bromm B (Hrsg) (1984) Pain measurement in man. Neurophysiological correlates of pain. Elsevier, Amsterdam
12. Bullingham RES, McQuay HJ, Moore RA (1983) Clinical pharmacokinetics of narcotic agonist-antagonist drugs. Clin Pharmacokinet 8:332–343
13. Campbell D (1967) Pain relief in patients on ventilators. Br J Anaesth 39:736–742
14. Chauvin M, Bonnet F, Montembault C, Levron JC, Viars P (1986) The influence of hepatic plasma flow on alfentanil plasma concentration plateaus achieved with an infusion model in humans: Measurements of alfentanil hepatic extraction coefficient. Anesth Analg 65:999–1003
15. Chauvin M, Lebrault C, Levron JC, Duvaldestin P (1987) Pharmacokinetics of alfentanil in chronic renal failure. Anesth Analg 66:53–56
16. Chauvin M, Sandouk P, Scherrmann JM, Farinotti R, Strumza P, Duvaldestin P (1987) Morphine pharmacokinetics in renal failure. Anesthesiology 66:327–331
17. Chrubasik J, Falke K, Zindler M, Geller E, Niv D, Friedrich G, Schulte-Mönting J (1986) Indication for pulmonary metabolism of morphine? Schmerz Pain Douleur 7:36–38
18. Chrubasik J, Geller E, Niv D, Zindler M (1987) Morphine inhalation versus intravenous infusion in pain treatment after abdominal surgery. Anesth Analg 66:S29
19. Church JJ (1979) Continuous narcotic infusions for relief of postoperative pain. Br Med J I:977–978
20. Cohen AT, Kelly DR (1987) Assessment of alfentanil by intravenous infusion as long-term sedation in intensive care. Anaesthesia 42:545–548
21. Corall IM, Moore RA, Strunin L (1980) Plasma concentrations of fentanyl in normal surgical patients and those with severe renal and hepatic disease. Br J Anaesth 52:101P
22. Dahlström B, Tamsen A, Paalzow L, Hartvig P (1982) Patient-controlled analgesic therapy, part IV: Pharmacokinetics and analgesic plasma concentrations of morphine. Clin Pharmacokinet 7:266–279
23. Dick W, Knoche E, Grundlach G, Klein I (1983) Klinisch experimentelle Untersuchungen zur postoperativen Infusionsanalgesie. Anaesthesist 32:272–278
24. Doenicke A (1986) Langzeitsedierung des Intensivpatienten – Behandlung mit Opioiden. In: Schulte am Esch J (Hrsg) Langzeitsedierung des Intensivpatienten. Zuckschwerdt, München, S 14–26

25. Don HF, Dieppa RA, Taylor P (1975) Narcotic analgesics in anuric patients. Anesthesiology 42:745-747
26. Duthie DJR, McLaren AD, Nimmo WS (1986) Pharmacokinetics of fentanyl during constant rate i.v. infusion for the relief of pain after surgery. Br J Anaesth 58:950-956
27. Ferrier C, Marty J, Bouffard Y, Haberer P, Levron JC, Duvaldestin P (1985) Alfentanil pharmacokinetics in patients with cirrhosis. Anesthesiology 62:480-484
28. Fragen RJ, Booij LHDJ, Braak GJJ, Vree TB, Heykants J, Crul JF (1983) Pharmacokinetics of the infusion of alfentanil in man. Br J Anaesth 55:1077-1081
29. Haberer JP, Schoeffler P, Couderc E, Duvaldestin P (1982) Fentanyl pharmacokinetics in anaesthetized patients with cirrhosis. Br J Anaesth 54:1267-1270
30. Harmer M, Rosen M, Vickers MD (eds) (1985) Patient-controlled analgesia. Blackwell, Oxford
31. Hartenauer U (1982) Medikamentöse Sedierung während Langzeitbeatmung. In: Lawin P, Götz E, Huth H (Hrsg) Intravenöse Narkose und Langzeitsedierung. Thieme, Stuttgart New York, S 106-116
32. Hengstmann JH, Stoeckel H, Schüttler J (1978) Pharmacokinetics of fentanyl – evaluation of an infusion model. Naunyn Schmiedebergs Arch Pharmacol [Suppl] 302:252
33. Hengstmann JH, Stoeckel H, Schüttler J (1980) Infusion model for fentanyl based on pharmacokinetic analysis. Br J Anaesth 52:1021-1025
34. Hess R, Husmann K, Kettler D (1981) Blood levels of fentanyl during multiple injections and intravenous infusions of low and high doses: Approaching optimal conditions for "stress-free anaesthesia" Methods Find Exp Clin Pharmacol [Suppl] 3:107S-114S
35. Heuser D, Kottler B, Guggenberger H, Wagener B, Weigand H, Nieratschker I (1986) Aktuelle Aspekte zur Sedierungsproblematik bei Beatmungspatienten. Vortrag beim Internationalen Bremer Anästhesie Symposion, 17.-19. 4. 1986
36. Hoffmann P (1987) Kombination von Benzodiazepinen und Opioiden in der Intensivmedizin. Anaesthesist [Suppl] 36:201
37. Hug CC (1984) Pharmacokinetics and dynamics of narcotic analgesics. In: Prys-Roberts C, Hug CC (eds) Pharmacokinetics of anaesthesia. Blackwell, Oxford, pp 187-234
38. Hynynen M, Takkunen O, Salemnperä M, Haataja H, Heinonen J (1986) Continuous infusion of fentanyl or alfentanil for coronary artery surgery. Plasma opiate concentrations, haemodynamics and postoperative course. Br J Anaesth 58:1252-1259
39. Kang YG, Uram M, Shiu GK, Bleyaert A, Martin J, Nemoto E, Starzl T (1984) Pharmacokinetics of fentanyl in end-stage liver disease. Anesthesiology 61:A380
40. Keeri-Szanto M (1980) The kinetics of postoperative analgesia. Clin Pharmacol Ther 27:263
41. Kobal G (1985) Pain-related electrical potentials of the human nasal mucosa elicited by chemical stimulation. Pain 22:151-163
42. Kobal G, Kamp HD (1985) Analgesimetry during anaesthesia using pain-related chemosomatosensory evoked potentials. Anaesthesist [Suppl]34:47
43. Kochs E, Bause H (1986) Wirkungen von Langzeitsedierung auf Hormone des Hypophysen-NNR-Systems. In: Schulte am Esch J (Hrsg) Langzeitsedierung des Intensivpatienten. Zuckschwerdt, München, S 55-65
44. Kochs E. Schulte am Esch J (1984) Hormone des Hypophysen-Nebennierenrindensystems bei Patienten unter Langzeitsedierung mit Etomidate und Fentanyl. Anaesthesist 33:402-407
45. Kurth M (1983) Anästhesie und Analgosedierung mit Ketamin bei Patenten einer Intensivstation. Anästh Intensivmed 24:270-272
46. Lauven PM, Stoeckel H, Schüttler J (1982) Zur Pharmakokinetik der intravenösen Narkotika. In: Lawin P, Götz E, Huth H (Hrsg) Intravenöse Narkose und Langzeitsedierung. Thieme, Stuttgart New York, S 10-19
47. Lehmann KA (1984) On-Demand Analgesie: Neue Möglichkeiten zur Behandlung akuter Schmerzen. Arzneimittel Forsch 34:1108-1114
48. Lehmann KA (1985) The pharmacokinetics of opioid analgesics (discussion). In: Harmer M, Rosen M, Vickers MD (eds) Patient-controlled analgesia. Blackwell, Oxford, pp 18-29

32   K. A. Lehmann

49. Lehmann KA (1986) Pharmakokinetik: Gibt es analgetische Blutkonzentrationen? In: Kettler D, Crozier T, Metzler H (Hrsg) Analgesie in der Anästhesie. Stellenwert der Morphinomimetika. Urban & Schwarzenberg, München, S 28–39
50. Lehmann KA, Gensior J, Daub D (1982) „Analgetische" Fentanyl-Blutkonzentrationen unter Neuroleptanalgesie. Anaesthesist 31:655–659
51. Mather LE (1983) Pharmacokinetic and pharmacodynamic factors influencing the choice, dose and route of administration of opiates for acute pain. In: Bullingham RES (ed) Opiate analgesia. Saunders, London (Clinics in Anaesthesiology, vol 1, no 1, pp 17–40)
52. Mather LE (1983) Clinical pharmacokinetics of fentanyl and its newer derivatives. Clin Pharmacokinet 8:422–446
53. McDonnell TE, Bartkowski RR, Bonilla FA, Henthorn TK, Williams JJ (1982) Nonuniformity of alfentanil pharmacokinetics in healthy adults. Anesthesiology 57:A236
54. McQuay HJ, Moore A (1984) Be aware of renal function when prescribing morphine. Lancet II:384–385
55. McQuay HJ, Moore RA, Paterson GMC, Adams AP (1979) Plasma fentanyl concentrations and clinical observations during and after operation. Br J Anaesth 51:543–550
56. Merriman HM (1981) The techniques used to sedate ventilated patients. A survey of methods used in 34 ICUs in Great Britain. Intensive Care Med 7:217–224
57. Miller-Jones CMH, Williams JH (1980) Sedation for ventilation. A retrospective study of fifty patients. Anaesthesia 35:1104–1107
58. Moore RA, Sear W, Bullingham RES, McQuay HJ (1986) Morphine kinetics in renal failure. In: Foley KM, Inturrisi CE (eds) Advances in pain research and therapy, vol 8. Raven, New York, pp 65–72
59. Morgan RJM (1983) Rapid and safe withdrawal of intravenous papaveretum after prolonged continuous infusion. Anaesthesia 38:492–494
60. Mostert JW, Evers JL, Hobika GH, Moore RH, Ambrus JL (1971) Cardiorespiratory effects of anaesthesia with morphine or fentanyl in chronic renal failure and cerebral toxicity after morphine. Br J Anaesth 43:1053–1059
61. Murrin KR, Rosen M (1985) Pain measurement. In: Smith G, Covino BG (eds) Acute pain. Butterworths, London, pp 104–132
62 Nassery W (1981) Plastische Chirurgie unter Analgosedierung. Z Plast Chir 5:143–149
63. Nimmo WS, Todd JG (1985) Fentanyl by constant rate i.v. infusion for postoperative analgesia. Br J Anaesth 57:250–254
64. Norman J (1983) The i.v. administration of drugs. Br J Anaesth 55:1049–1052
65. O'Connor M, Escarpa A, Prys-Roberts C (1983) Ventilatory depression during and after infusion of alfentanil in man. Br J Anaesth 55:217S–222S
66. O'Connor M, Prys-Roberts C, Sear JW (1987) Alfentanil infusions: Relationship between pharmacokinetics and pharmacodynamics in man. Eur J Anaesth 4:187–196
67. O'Dea J, Hopkinson R (1987) Alfentanil-midazolam infusion. Care Crit Ill 3:20–21
68. Rawal N, Tandon B (1985) Epidural and intrathecal morphine in intensive care units. Intensive Care Med 11:129–133
69. Regnard CFB, Twycross RG (1984) Metabolism of narcotics. Br Med J 288:860
70. Reves JG, Spain JA, Alvis JM, Ritchie RG (1984) Continuous infusion of fentanl during cardiac anesthesia: An automated system. Anesth Analg 63:266
71. Rietbrock I (1982) Elimination und Wirkungsverlust intravenöser Narkotika. In: Lawin P, Götz E, Huth H (Hrsg) Intravenöse Narkose und Langzeitsedierung. Thieme, Stuttgart New York, S 29–41
72. Schulte am Esch J (1986) Ruhigstellung des Intensivpatienten – Sedierung oder Narkose? In: Schulte am Esch J (Hrsg) Langzeitsedierung des Intensivpatienten. Zuckschwerdt, München, S 1–6
73. Schüttler J, Stoeckel H, Schwilden H, Lauven PM (1983) Pharmakokinetisch begründete Infusionsmodelle für die Narkoseführung mit Alfentanil. Anaesthesist 32:316–317
74. Schüttler J, Schwilden H, Stoeckel H (1986) Adaptive dosing strategies for alfentanil by computercontrolled infusion regimens. Eur J Anaesth 3:67–68
75. Schwilden H, Stoeckel H, Schüttler J, Lauven PM (1986) Pharmacological models and their use in clinical anaesthesia. Eur J Anaesth 3:175–208

76. Sear JW (1983) General kinetic and dynamic principles and their application to continuous infusion anaesthesia. Anaesthesia [Suppl] 38:10–25
77. Sear J, Moore A, Hunniset A et al (1985) Morphine kinetics and kidney transplantation: Morphine removal is influenced by renal ischemia. Anesth Analg 64:1065–1070
78. Sear JW, Bower S, Potter D (1986) Disposition of alfentanil in patients with chronic renal failure. Br J Anaesth 58:812P
79. Shafer A, White PF, Schüttler J, Rosenthal MH (1983) Use of a fentanyl infusion in the intensive care unit: Tolerance to its anesthetic effects? Anesthesiology 59:245–248
80. Shafer A, Sung ML, White PF (1985) Differences in pharmacokinetics contribute to postoperative respiratory depression after an alfentanil infusion. Anesthesiology 63:A283
81. Shafer A, Sung ML, White PF (1986) Pharmacokinetics and pharmacodynamics of alfentanil infusions during general anesthesia. Anesth Analg 65:1021–1028
82. Shelly MP, Cory EP, Park GR (1986) Pharmacokinetics of morphine in two children before and after liver transplantation. Br J Anaesth 58:1218–1223
83. Sitar DS, Duke PC, Owen JA, Mitenko PA (1986) Kinetic disposition of morphine in young males after intravenous loading and maintenance infusions. Can Anaesth Soc J 33:145–149
84. Sprigge JM, Wynands JE, Whalley D, Bevan D, Nathan GE, Townsend GE, Patel Y (1982) Haemodynamic reponses and serum fentanyl levels during fentanyl Can Anaesth Soc J 29:495
85. Sprigge JS, Wynands JE, Whalley DG et al (1982) Fentanyl infusion anesthesia for aortocoronary bypass surgery: Plasma levels and hemodynamic response. Anesth Analog 61:972–978
86. Sprigge JS, East DSR, Fox GS, Ogilvie RI, Otton PE, Bevan DR (1982) Meperidine infusion for postoperative analgesia in grossly obese patients. Can Anaesth Soc J 29:142–147
87. Stapleton JV, Austin KL, Mather LE (1979) A pharmacokinetic approach to postoperative pain: Continuous infusion of pethidine. Anaesth Intensive Care 7:25–32
88. Stoeckel H, Oyama T (eds) (1980) Endocrinology in anaesthesia and surgery. Springer, Berlin Heidelberg New York (Anaesthesiologie und Intensivmedizin, Bd 132)
89. Tamsen A, Hartvig P, Fagerlund C, Dahlström B (1982) Patient-controlled analgesic therapy, part II: Individual analgesic demand and analgesic plasma concentrations. Clin Pharmacokinet 7:164–175
90. Tamsen A, Bondesson U, Dahlström B, Hartvig P (1982) Patient-controlled analgesic therapy, part III: Pharmacokinetics and analgesic plasma concentrations of ketobemidone. Clin Pharmacokinet 7:252–265
91. Vogel W (1966) Über die Langzeitbehandlung mit Fentanyl und Dehydrobenzperidol. In: Gemperle M (Hrsg) Fortschritte der Neuroleptanalgesie. Springer, Berlin Heidelberg New York (Anaesthesiologie und Wiederbelebung, Bd 18, S 87–89)
92. Voigt E (1975) Analgosedierung in der Hals-Nasen-Ohrenheilkunde bei operativen Eingriffen in Lokalanaästhesie. Prakt Anästh 10:93–98
93. Vontin H, Heller W, Schorer R (1975) Analgosedierung und Ataranalgesie: Untersuchungen über „Rohypnol" und Kombinationen mit Analgetika. In: Hügin W, Hossli G, Gemperle M (Hrsg) Bisherige Erfahrungen mit Rohypnol (Flunitrazepam) in der Anästhesiologie und Intensivtherapie. Editiones Roches, Basel, S 149–160
94. Wagner JG (1974) A safe method for rapidly achieving plasma concentration plateaus. Clin Pharmacol Ther 16:691–700
95. Waldmann CS, Eason JR, Rambohul E, Hanson GC (1984) Serum morphine levels. A comparison between continuous subcutaneous infusion and continuous intravenous infusion in postoperative patients. Anaesthesia 39:768–771
96. Wendt M (1982) Probleme bei der Entwöhnung nach Langzeitsedierung. In: Lawin P, Götz E, Huth H (Hrsg) Intravenöse Narkose und Langzeitsedierung. Thieme, Stuttgart New York, S 117–122
97. White PF, Sung ML (1985) Use of opiate infusions in anesthesia – determining optimal doses and serum concentrations. Anesth Analg 64:299

98. White PF, Dworsky WA, Horai Y, Trevor AJ (1983) Comparison of continuous infusion fentanyl or ketamine versus thiopental – determining the mean effective serum concentrations for outpatient surgery. Anesthesiology 59:564–569
99. Yate PM, Thomas D, Sebel PS (1984) Alfentanil infusion for sedation and analgesia in intensive care. Lancet II: 396–397
100. Yate PM, Thomas D, Short SM, Sebel PS, Morton J (1986) Comparison of infusions of alfentanil or pethidine for sedation of ventilated patients on the ICU. Br J Anaesth 58:1091–1099

Langzeitsedierung mit Benzodiazepinen

H.-D. Kamp

Ziele der Langzeitsedierung

Die Langzeitsedierung gehört zu den aktuellen Themengebieten, mit denen sich Anästhesisten auseinandersetzen. Der relativ neue Begriff der „Langzeitsedierung" definiert dabei in Analogie zur „Langzeitbeatmung" Verfahren zur psychovegetativen Dämpfung und motorischen Ruhigstellung beatmungspflichtiger Patienten auf Intensivstationen mit Hilfe zentralwirksamer Pharmaka. Die Aktualität der Langzeitsedierung rührt wohl v. a. aus der Erkenntnis, daß sie einem Patienten nicht immer nützt und auch keine harmlose Begleitmaßnahme ist, sondern daß – wie die Untersuchungen von Ledingham mit Etomidate eindrucksvoll demonstrierten – ein ungünstiges Sedierungsregime sogar die Mortalität von Intensivpatienten steigern kann.

Primäres Ziel einer Sedierung ist dabei die Minderung bzw. Ausschaltung momentaner psychischer Belastungen und daraus folgender chronischer – über die Zeitdauer des Intensivstationsaufenthalts hinaus reichender – Befindlichkeitsstörungen. Zusätzlich erwartet man, daß Sedativa durch Reizabschirmung und vegetativ dämpfende Effekte körperlich faßbare Streßreaktionen, die dem kranken Patienten zusätzlich schaden können, verhindern oder einschränken. Hier ist insbesondere an streßinduzierte Kreislauf- und Stoffwechselveränderungen zu denken, die sich schließlich in lebensbedrohlichen Organläsionen z. B. am Herz oder in der Magenschleimhaut manifestieren können. Es gibt wohl keinen Zweifel daran, daß die Häufigkeit solcher Komplikationen durch sedierend wirkende Pharmaka eingeschränkt werden kann, auch wenn dies bis jetzt nicht differentiell hinsichtlich verschiedener Sedierungstechniken bewiesen wurde.

Abgesehen von den genannten allgemeinen Zielen einer Sedierung gelingt die Koordination zwischen Beatmungsgerät und Patient häufig nur mit medikamentöser Unterstützung, wenn nicht Kompromisse zuungunsten effektiver Beatmungsformen eingegangen werden sollen. Auch bei Vorliegen hirnorganisch-induzierter Durchgangssyndrome mit agitierten, konfusionierten und deliranten Patienten ist eine Intensivbehandlung ohne psychomotorische Dämpfung meist unmöglich.

Große Unterschiede in den primären Persönlichkeitsstrukturen der betroffenen Patienten, in ihren Krankheitsbildern und -verläufen (z. B. nasotracheale Intubation oder Tracheotomie), im pflegerischen Geschick bzw. in den Möglichkeiten zur psychischen Führung und in der erforderlichen Intensität der somatischen Behandlung erklären, warum ein starres Sedierungsschema den Zielvorgaben nicht gerecht werden kann und daß der „Idealzustand" im Rahmen einer

Langzeitsedierung nicht immer problemlos erreicht werden kann. Nach allgemeiner Auffassung soll der sedierte Patient ruhig und amnestisch sein, sich in einem oberflächlichen Schlafzustand befinden, solange er in Ruhe gelassen wird, jedoch jederzeit weckbar und kooperativ sein.

Pharmaka zur Langzeitsedierung

Für eine Sedierung steht prinzipiell eine ganze Reihe zentraldämpfender Pharmaka zur Verfügung:

- Lachgas oder Volatilia,
- Barbiturate,
- Neuroleptika,
- Benzodiazepine,
- γ-Hydroxibuttersäure,
- Etomidate,
- Propofol;

- Opioide,
- Ketamin.

Allerdings eignen sich nicht alle gleich gut, da bei der Auswahl der Substanzen für eine Langzeitsedierung in allererster Linie toxikologische Aspekte bzw. unerwünschte Nebenwirkungen um so mehr an Bedeutung gewinnen, je länger die Behandlung dauert und je stärker die Organfunktionen des Patienten durch die Grundkrankheit und ihre Folgen eingeschränkt sind.

Priorität bei der Auswahl der Substanzen für die Langzeitsedierung haben deswegen toxikologische Aspekte – noch vor Überlegungen zu Unterschieden im Wirkprofil und vor pharmakokinetischen Gesichtspunkten, da pharmakokinetische Nachteile noch am einfachsten kompensierbar sind.

Inhalationsanästhetika, Barbiturate, γ-Hydroxibuttersäure und Etomidate haben im Rahmen der Langzeitsedierung deshalb im wesentlichen entweder historische Bedeutung oder sind Substanzen der zweiten Wahl, da man gesehen hat, daß sich die günstigen Erfahrungen mit diesen Substanzen hinsichtlich ihrer Kurzzeiteffekte bei Narkosen relativ gesunder Patienten nicht auf die Langzeitwirkungen bei Schwerkranken extrapolieren lassen. Nachteile und Risiken der genannten Pharmaka bei langdauernder Anwendung sind inzwischen hinreichend bekannt. Das neue intravenöse Anästhetikum Propofol hat noch zu beweisen, ob es für eine Langzeitsedierung geeignet ist.

Eine breite Zustimmung und sehr häufige Anwendung bei der Langzeitsedierung finden dagegen Substanzen aus der Gruppe der Benzodiazepine und der Neuroleptika. Ihre rezeptorspezifische Wirkung bringt die wesentlichen Vorteile, daß über die Eigenwirkung hinaus kaum toxische Nebenwirkungen auftreten und – wegen der geringen Substanzmengen – sehr viel weniger pharmakologische und pharmakokinetische Interaktionen in dem ohnehin unübersichtlichen Arzneimittelpool des Intensivpatienten stattfinden.

Grundlagen der Benzodiazepinanwendung

Betrachtet und vergleicht man allerdings die Wirkspektren der Benzodiazepine und der Neuroleptika (Tabelle 1), so wird offensichtlich, daß die im Rahmen einer Langzeitsedierung bevorzugt erwünschten Wirkqualitäten wie Sedierung, Hypnose und Amnesie bei den Benzodiazepinen wesentlich stärker ausgeprägt sind. Deswegen sind Benzodiazepine die Substanzen der ersten Wahl für eine Langzeitsedierung, v.a. bei psychisch gesunden Patienten. Die Indikation für Neuroleptika allein oder additiv ergibt sich insbesondere bei psychotischen Zustandsbildern, die jedoch eher selten sind.

Obwohl immer wieder darüber diskutiert wird, besitzen die genannten Substanzen in üblicher Dosierung keine klinisch nutzbare analgetische Wirkung. Bei der Langzeitsedierung chirurgischer Intensivpatienten ist deshalb die zusätzliche Verabreichung von Analgetika meist unverzichtbar. Schmerzfreiheit ist die wichtigste Grundvoraussetzung jeder sedierenden Behandlung eines Patienten. Eine mangelhafte Analgesie führt trotz eines übermäßigen Verbrauchs von Sedativa zu kaum beherrschbaren Unruhezuständen. Umgekehrt erniedrigt die Kombination mit einem Opioid den Benzodiazepinbedarf und scheint auch die bekannt hohe Variabilität der Benzodiazepinwirkung einzuschränken. Die alleinige Anwendung analgetisch wirksamer Substanzen vom Typ der Opioide oder des Ketamins führt bei höherer Dosierung zwar auch zu sedierenden Wirkungen, allerdings gleichzeitig zu einer starken Zunahme unerwünschter Nebenwirkungen und ist deswegen nicht ratsam. Grundsätzlich eignet sich außer den Opioiden auch Ketamin für eine Kombination mit Benzodiazepinen. Der Vorteil des Ketamins liegt v.a. in seinem fehlenden Einfluß auf die gastrointestinale Motilität, die Vorteile der Opioide dagegen in ihren vegetativ dämpfenden Effekten, die auch die Atemregulation mit einbeziehen und so eine Beatmung erleichtern, somit auch in der subjektiv angenehmen Befindlichkeitsbeeinflussung.

Die Auswahl des Benzodiazepins unter der relativ großen Zahl verfügbarer Präparate wird dadurch erleichtert, daß nur ein relativ kleiner Teil von ihnen auch intravenös appliziert werden kann (Tabelle 2). Unter diesen sind wiederum Clonazepam und Dikaliumclorazepat für die Langzeitsedierung von untergeordneter Bedeutung, da das Wirkprofil von Clonazepam weniger gut den Erfordernissen entspricht und Dikaliumclorazepat zudem erst zur wesentlichen Wirksub-

Tabelle 1. Wirkspektren der Benzodiazepine und Neuroleptika

	Benzodiazepine	Neuroleptika
Sedierung	+	(+)
Hypnose/Amnesie	+	−
Anxiolyse	+	−
Vegetative Dämpfung	+	+
Antipsychose	−	+
Muskelrelaxation	+	−
Antiemesis	−	+

Tabelle 2. Benzodiazepinderivate und ihr Indikationsgebiet (*TR* Tranquilizer, *SCH* Schlafmittel, *AK* Antikonvulsivum, *MR* Muskelrelaxans; * injizierbar)

Verwendung seit (Jahr)	Freiname	Präparat	Klinische Wirkung			
1960	Chlordiazepoxid	Librium	TR			
1963	Diazepam*	Valium, Diazemulus	TR	SCH	AK	MR
1965	Nitrazepam	Mogadan		SCH	AK	
1965	Oxazepam	Adumbran, Praxiten	TR			
1968	Medazepam	Nobrium	TR			
1969	Clorazepat*	Tranxilium	TR	SCH		
1972	Lorazepam*	Tavor, Ativan	TR	SCH	AK	
1973	Prazepam	Demetrin	TR			
1974	Flurazepam	Dalmadorm		SCH		
1976	Clonazepam*	Rivotril, Clonoptin			AK	
1978	Camazepam	Albego	TR			
1978	Clobazepam	Frisium	TR			
1978	Bromazepam	Lexotanil	TR	SCH		
1979	Flunitrazepam*	Rohypnol		SCH		
1980	Lormetazepam*	Noctamid		SCH		
1980	Ketazolam	Contamex	TR			MR
1980	Triazolam	Halcion		SCH		
1981	Temazepam	Remestan, Planum		SCH		
1981	Tetrazepam	Musaril				MR
1982?	Clotiazepam	Trecalmo		SCH		
1982	Alprazolam	Tafil	TR			
1984	Midazolam*	Dormicum		SCH	AK	
1985	Brotizolam	Lendormin		SCH		

stanz Desmethyldiazepam (der Benzodiazepinmetabolit mit der langsamsten Elimination) verstoffwechselt werden muß und deswegen nur schlecht steuerbar ist.

Wegen ihrer deutlich sedierenden bzw. schlafanstoßenden Wirkung eignen sich Diazepam, Flunitrazepam, Lormetazepam und Midazolam am besten. Bei sehr ähnlichem Wirkprofil liegen die wesentlichen Unterschiede dieser Substanzen v. a. in ihren physikochemischen und pharmakokinetischen Eigenschaften. Bei Diazepam und Flunitrazepam handelt es sich um sehr lange wirksame Pharmaka mit Halbwertszeiten der Ausgangssubstanzen von 10–50 h und mit aktiven Metaboliten, die noch langsamer eliminiert werden. Bei längerfristiger Anwendung höherer Dosen dieser Benzodiazepine kann es deshalb leicht zur Kumulation und zu schwer kalkulierbaren Wirkzeiten kommen. Lormetazepam hat nicht den Nachteil der Bildung aktiver Metaboliten, die Halbwertszeit beträgt etwa 10 h. Allerdings liegen mit Lormetazepam bisher keine größeren Erfahrungen im Rahmen von Langzeitsedierungen vor.

Alle 3 genannten Substanzen sind schlecht wasserlöslich und mit Hilfe von Lösungsvermittlern in eine injizierbare Darreichungsform gebracht. Eine Zufuhr höherer Dosierungen der genannten 3 Benzodiazepine über längere Zeit bedeutet deshalb auch die Zufuhr großer Mengen von Lösungsvermittlern mit fraglicher Verträglichkeit, sofern nicht spezielle Zubereitungen, wie z. B. Fettemulsionen, benutzt werden.

Die genannten Nachteile schränken die Verwendung von Diazepam und Flunitrazepam auf diejenigen Patienten ein, bei denen geringe Dosierungen in relativ großen Zeitabständen (s. unten) einen ausreichenden Sedationszustand herbeiführen. Nur hier bieten sie den Vorteil, daß mit ihnen ohne aufwendige Applikationstechnik eine langfristige und relativ gleichmäßige Sedierung erreicht werden kann. Eine Kumulation kann jedoch nur vermieden werden, wenn sog. „nichtkumulierende" Dosierungen zur Anwendung kommen, d. h. die Dosierungsintervalle nach individuellen Sättigungsdosen größenordnungsmäßig etwa den Halbwertszeiten entsprechen. Dabei muß allerdings bedacht werden, daß diese im Einzelfall erheblich über die meist bei gesunden Probanden ermittelten Halbwertszeiten hinausreichen können, so daß auch hier kein schematisches Vorgehen, sondern eine Korrektur nach Wirkung unverzichtbar ist.

Während die Höhe des bei der Langzeitsedierung entstehenden Plasmaspiegels des verwendeten Benzodiazepins durch Dosis und Applikationsintervalle – d. h. vom Arzt – bestimmt wird und durch ein sachgerechtes Vorgehen eine unkontrollierte Kumulation vermieden werden kann, ist der Plasmaspiegelabfall am Ende einer längerdauernden Behandlung in der Regel unbeeinflußbar und von der terminalen Halbwertszeit einer Substanz abhängig. Eine lange Halbwertszeit wird sich um so stärker klinisch in einer verzögerten Erholung auswirken, je höher die Plasmaspiegel während der Behandlung lagen. Deshalb ist die Anwendung eines Benzodiazepins wie Midazolam mit einer möglichst kurzen Halbwertszeit insbesondere bei den Patienten vorteilhaft, die einen hohen Bedarf an Sedativa haben.

Hinsichtlich seiner Halbwertszeit von 1–3 h nimmt das Benzodiazepin Midazolam dabei gegenüber Diazepam, Flunitrazepam und Lormetazepam eine Sonderstellung ein. Der aktive Metabolit α-Hydroximidazolam besitzt eine noch schnellere Elimination als die Muttersubstanz und kann deshalb nicht zu einer unkontrollierten Wirkungsverlängerung beitragen. Außerdem zeichnet sich Midazolam durch seine Wasserlöslichkeit im leicht sauren Milieu aus, die nicht nur zur hervorragenden Venenverträglichkeit führt, sondern v. a. auch eine Zufuhr hoher Mengen organischer Lösungsvermittler vermeidet, bei gleichzeitiger Kompatibilität mit vielen in der Intensivmedizin üblichen Infusionslösungen und intravenösen Therapeutika.

Die Gleichmäßigkeit der Midazolamwirkung läßt sich wegen der raschen Fluktuation der Plasmaspiegel bei Bolusinjektionstechniken am besten durch eine kontinuierliche intravenöse Zufuhr erreichen. Eine schematische Dosierung ist allerdings auch hier nicht möglich, da sowohl die individuelle Ansprechbarkeit auf Midazolam stark variiert, als auch die Clearance – als Berechnungsgrundlage einer Dosierungsgeschwindigkeit für erwünschte Plasmaspiegel – unter intensivmedizinischen Bedingungen starken Schwankungen unterliegt.

Aus den genannten Überlegungen ergibt sich folgendes Konzept für die Langzeitsedierung:

1) Benzodiazepine sind die geeignetsten Substanzen und daher erste Wahl.
2) In der Regel ist die Kombination mit einem Opioid angezeigt.

3) Die langwirksamen Benzodiazepine eignen sich nur für Patienten mit einem geringen Bedarf an Sedativa.

4) Für eine kontinuierliche Sedierung, insbesondere bei hohem Bedarf, sollte Midazolam verwendet werden.

5) In jedem Fall muß eine Orientierung an der klinischen Wirkung erfolgen.

Eigene Erfahrungen

Die genannten konzeptionellen Überlegungen spiegeln sich in einer retrospektiven Analyse der Sedierungsmaßnahmen auf der Allgemeinchirurgischen Intensivstation der Universitätsklinik Erlangen-Nürnberg wider (Abb. 1). Innerhalb von 12 Monaten (vom 1. Juli 1986 bis zum 30. Juni 1987) wurden dort 1360 Patienten behandelt, 146 mehr als 24 h „langzeitbeatmet". Von 128 Patienten konnten die Krankenunterlagen ausgewertet werden:

88 der 128 Patienten wurden ausschließlich mit bedarfsweise intermittierenden Bolusapplikationen verschiedener Benzodiazepine sediert, bei 40 Patienten wurde dagegen während eines großen Teils der Sedierungsphase kontinuierlich Midazolam über einen Perfusor zugeführt. Weil es sich hier um grundsätzlich verschiedene Vorgehensweisen handelt, sollen beide Patientengruppen im folgenden einander gegenübergestellt werden. Beide Patientengruppen glichen sich dabei in ihren Grundkrankheiten (s. Tabelle 3). Die durchschnittliche Intubationsdauer war bei den kontinuierlich sedierten Patienten deutlich länger (14 gegenüber 8 Tagen, wobei die kontinuierliche Sedierungsphase ca. 50% der Intubationsdauer betraf (s. Tabelle 4). Obwohl der prozentuale Anteil der septischen Patienten bei den mit Midazolam-Perfusor sedierten größer war, überlebten prozentual mehr Patienten dieser Behandlungsgruppe (Abb. 1).

Das Vorgehen bei intermittierender bedarfsweiser Sedierung wird exemplarisch durch die genauere Betrachtung bei den nicht septischen überlebenden Patienten verdeutlicht (Abb. 2): Zunächst fällt auf, daß ein erheblicher Teil dieser

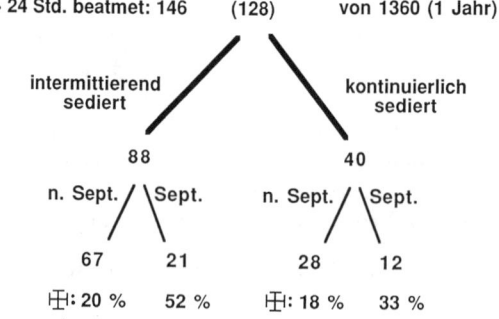

Abb. 1. Sedierungsverfahren und Krankheitsverläufe bei den beatmeten Patientinnen innerhalb eines Zeitraumes von 12 Monaten

Tabelle 3. Grunderkrankungen der beatmeten Patienten

Intermittierende Sedierung	(n = 88)	Kontinuierliche Sedierung	(n = 40)
Polytrauma ohne SHT	11	Polytrauma ohne SHT	8
Polytrauma mit SHT	11	Polytrauma mit SHT	8
Abdominelle Tu-OP	19	Abdominelle Tu-OP	11
Peritonitis bei Perforation oder Pankreatitis	13	Peritonitis bei Perforation ohne Pankreatitis	5
Rupturiertes Aortenaneurysma	6	Rupturiertes Aortenaneurysma	2
Thorakotomie, Tumor	4		
Andere	24	Andere	6

Tabelle 4. Kontinuierlich (mit Midazolam/Fentanyl) sedierte Beatmungspatienten

	Nicht septisch		Septisch	
Patienten (Anzahl)	– überlebt (23)	– nicht überlebt (5)	– überlebt (8)	– nicht überlebt (4)
Alter (Jahre)	41	56	47	57
Intubation Tage (%)[a]	10 (60%)	15 (56%)	17 (45%)	36 (21%)
Midazolam mg/Tag	115±49	146±22	121±72	123±23
Fentanyl mg/Tag	1,1	1,0	1,3	1,0

[a] Anteil der Tage mit kontinuierlicher Sedierung.

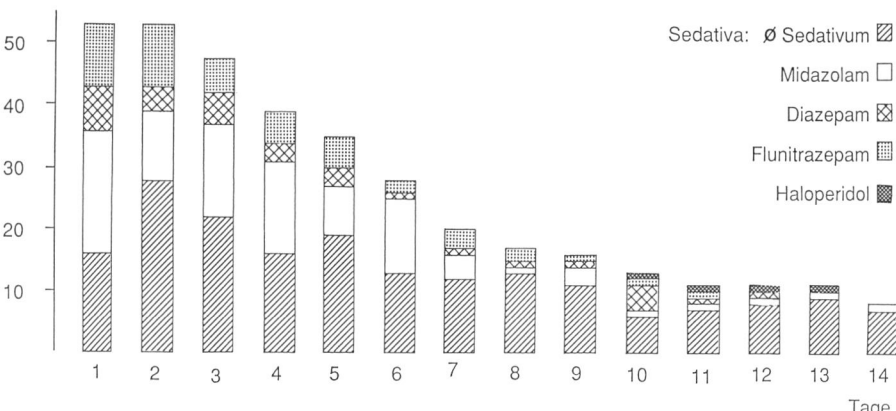

Abb. 2. Zentraldämpfende Psychopharmaka zur intermittierenden Sedierung beatmeter Patienten (54 überlebende, nicht septische Patienten). Bevorzugtes Sedativum (bzw. kein Sedativum) bei den einzelnen Patienten an den jeweiligen Tagen der Beatmung (durchschnittliche Dosierung s. Text)

Patienten zumindest an bestimmten Tagen überhaupt kein Sedativum erhielt, die anderen nur relativ wenig. Die durchschnittliche mittlere Dosierung im Rahmen der intermittierenden bedarfsweisen Sedierung betrug bei Diazepam 12 mg, bei Flunitrazepam 1,5 mg und bei Midazolam 12 mg, jeweils pro Tag. Der relativ hohe Anteil der Patienten, die nur gelegentlich das kurzwirksame Midazolam erhalten hatten, ist durch die bevorzugte Anwendung dieses Benzodiazepins im Rahmen kurzer Eingriffe, insbesondere bei Bronchoskopien, erklärbar. Während die durchschnittliche Benzodiazepindosierung über die Zeitdauer der Behandlung relativ gleich blieb, nahm der Teil der Patienten, die kein Sedativum erhielten, mit zunehmender Dauer der Beatmung zu. Der geringe Verbrauch von Sedativa bei diesen Patienten ist wohl dadurch bedingt, daß viele Patienten auf der Intensivstation wegen Stoffwechselstörungen im Rahmen ihrer Erkrankung entweder bewußtseinsgetrübt sind oder die ihnen zugeführten Substanzen nur sehr langsam eliminieren; teilweise wohl auch dadurch, daß einige Patienten mit Schädel-Hirn-Trauma keine zusätzliche Sedierung benötigten. Im übrigen erhielten die Patienten während der intermittierenden Sedierung auch bedarfsweise Einzelinjektionen zentralwirksamer Analgetika, wobei die Injektion von Piritramid (Tagesdurchschnittsdosis 25 mg) deutlich häufiger war als die von Morphin (Tagesdurchschnittsdosis 14 mg). Allerdings benötigte auch hier nicht jeder Patient täglich eine Analgetikumapplikation (s. Abb. 3).

Bei rund einem Drittel aller beatmeten Patienten – d. h. bei 40 von 128 – war eine stärkere, kontinuierliche Sedierung notwendig oder vorteilhaft. Die durchschnittliche Midazolamdosierung pro Tag lag hier zwischen 115 und 146 mg, wobei keine wesentlichen Unterschiede zwischen septischen und nicht septischen Patienten auftraten (Tabelle 4). Als Analgetikum wurde parallel zu Midazolam ausschließlich Fentanyl über eine gemeinsame Perfusorspritze (50 ml) verabreicht, wobei in der Regel fixe Dosierungsverhältnisse von 100 mg Midazolam zu 1,5 mg Fentanyl bzw. 150 mg Midazolam zu 1 mg Fentanyl eingesetzt wurden. Äußerst selten wurde am Ende der Sedierungsphase Midazolam alleine appliziert. Betrachtet man auch hier wieder die einzelnen Dosierungen pro Tag bei

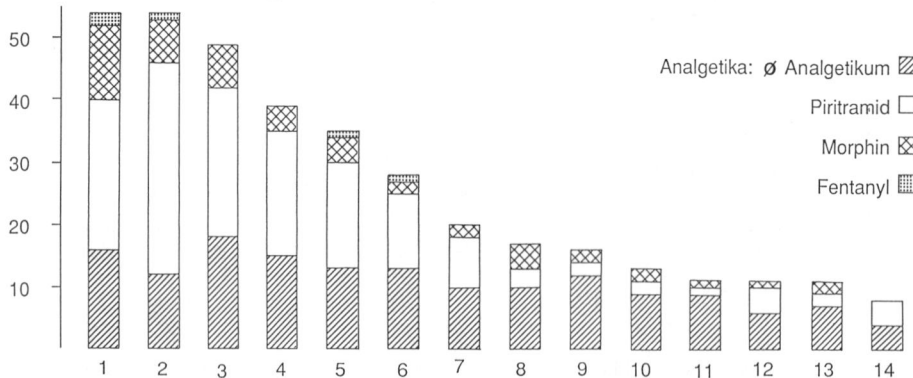

Abb. 3. Zentralwirksame Analgetika. Gleiches Patientenkollektiv und gleiche Art der Darstellung wie Abb. 2

den nicht septischen überlebenden Patienten, so erkennt man eine breite Streuung des individuellen Midazolamverbrauchs (Abb. 4). Die Dosierungen schwankten zwischen 50 mg bis 300 mg/Tag, entsprechend einer individuellen Stundendosis zwischen 2 mg und 12,5 mg Midazolam. Die Verträglichkeit dieser

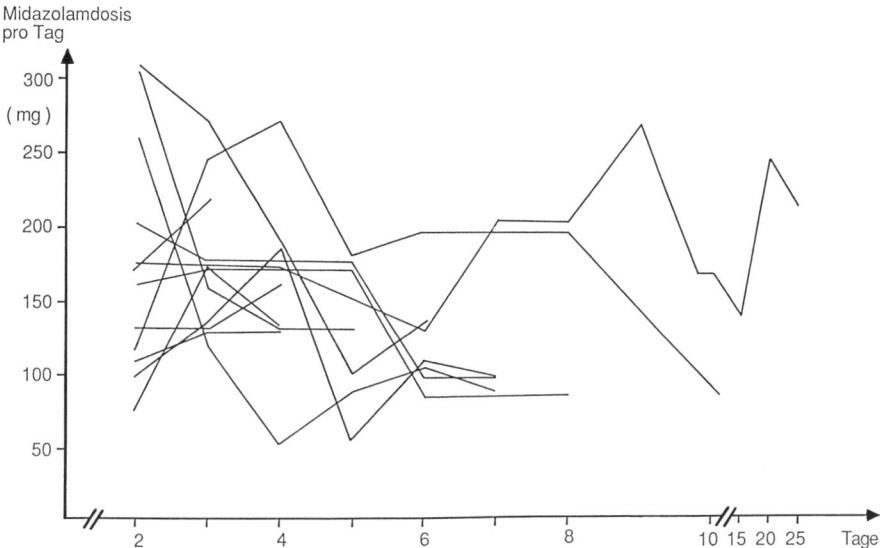

Abb. 4. Midazolamdosis pro Tag bei kontinuierlicher Applikation zur Sedierung beatmeter Patienten. Darstellung für einzelne Patienten (12 überlebende, nicht septische Patienten). Wegen der Übersichtlichkeit sind nur Patienten berücksichtigt, die länger als 48 h beatmet wurden

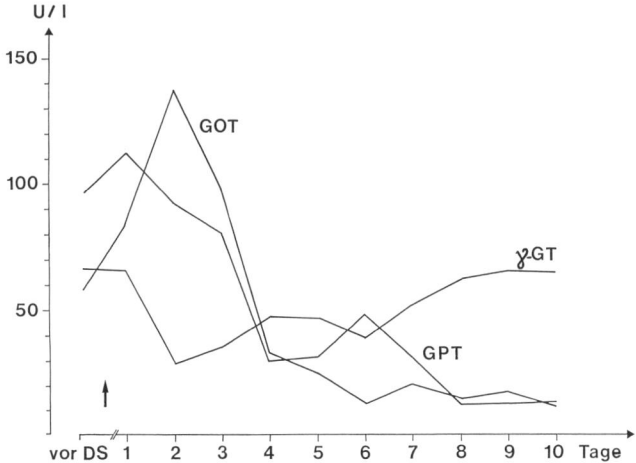

Abb. 5. Verlauf von GOT, GPT und γ-GT (Mittelwerte) bei den überlebenden, nicht septischen Patienten mit kontinuierlicher Midazolamapplikation; vor DS = Tag vor Midazolamanwendung

relativ hohen Benzodiazepindosis war gut, nachteilige Effekte traten während der Sedierung nicht auf, insbesondere keine Störung der Leberfunktion (Abb. 5). Bei diesem Patientengut zeigte sich auch keine Toleranzentwicklung (s. unten). Man erkennt im Gegenteil im Verlauf der Midazolamanwendung über die Zeit eine eher langsam geringer werdende Dosierung, was zum einen wohl einer Besserung des klinischen Zustandsbildes entspricht, zum anderen als Ausdruck des Bemühens anzusehen ist, die jeweils minimal effektive Dosierung zu finden. Nur mit diesem Vorgehen, d.h. einer immerwährenden Infragestellung der notwendigen Dosierung, läßt sich auch bei einer so relativ kurzwirksamen Substanz wie Midazolam eine Kumulation vermeiden. Zwar sind die Halbwertszeiten hier in jedem Fall kürzer als die anderer Benzodiazepine, bei intensivmedizinisch betreuten Patienten sind sie im Einzelfall jedoch nicht vorhersagbar.

Die möglichst gute Annäherung an die minimal effektive Dosis, spätestens am Ende der Sedierungsphase, ist die Voraussetzung für eine problemlose Erholung des Patienten von der Sedierung. Bei Beendigung der Midazolamzufuhr ist ein „Ausschleichen" nach eigenen Erfahrungen meist nicht nötig. Gelegentlich scheinen allerdings in der Aufwachphase Verwirrtheitszustände mit motorischer und vegetativer Unruhe vorzukommen. Überraschenderweise war dieser Zustand bei einigen Patienten durch die Applikation des Benzodiazepinantagonisten Flumazenil zu beheben, d.h. also keine Entzugserscheinung. Normalerweise erreicht der Patient nach Absetzen der Midazolamzufuhr – wenn keine andere hirnorganische Störung vorliegt – innerhalb weniger Stunden ausreichende Wachheit und Kooperationsfähigkeit, um die Entwöhnung von der Beatmung einzuleiten. Eine raschere Normalisierung der Bewußtseinslage ist – obwohl häufig bei der Aufzählung sogenannter Idealforderungen an eine Langzeitsedierung aufgeführt – nicht notwendig und eher unerwünscht, da praktisch immer pulmonale Probleme den zeitlichen Ablauf der Entwöhnung bestimmen.

Nicht immer gelingt jedoch eine Einstellung der minimal effektiven Dosis, da offenbar gelegentlich eine motorische Dämpfung höhere Dosierungen erfordert als eine Psychosedation (s. unten). Dann können differentialdiagnostische Probleme hinsichtlich einer Unterscheidung zwischen Medikamentennachwirkung und andersartiger hirnorganischer Krankheitsbilder auftreten. In diesem Fall hat sich bisher der Einsatz des Benzodiazepinantagonisten Flumazenil bewährt, ebenso wie im Rahmen von zwingenden neurologischen Untersuchungen während der Dauer einer Langzeitsedierung mit Benzodiazepinen. Diese Antagonisierbarkeit der Wirkung, die natürlich einen rezeptorspezifischen Sedationsagonisten voraussetzt, ist ein weiteres Argument zum Einsatz von Benzodiazepinen in der Langzeitsedierung.

Fallbeispiel

Einige Vorteile (Verträglichkeit, Erholung), aber auch Grenzen der Langzeitsedierung mit Midazolam lassen sich anhand eines Fallbeispiels, das nicht in der obigen Auswertung enthalten ist, gut demonstrieren.

Bei einer sonst gesunden 55jährigen Frau mußte wegen eines schweren Tetanus eine Sedierung durchgeführt werden. Zur Sedierung wurde lediglich Midazolam in Kombination mit Fentanyl über einen Perfusor appliziert (Abb. 6). Bei Krampfanfällen oder bei Zeichen der Krampfbereitschaft wurde zusätzlich ein Muskelrelaxans injiziert. Wegen der anfänglichen Zielsetzung, auch die Krampfaktivität weitgehend durch das Benzodiazepin kontrollieren zu können, wurde die Dosis rasch unter Kontrolle der Leberenzyme bis auf ca. 1000 mg Midazolam/Tag gesteigert. Trotz anfänglicher rascher Dosissteigerung blieben die Plasmaspiegel zunächst gleich oder fielen zeitweise sogar ab, als Zeichen einer offenbar größeren Clearance. Ab dem 13. Tag der Sedierung kam es jedoch bei weiterer Dosissteigerung zu einer Erhöhung des Serumspiegels. Im Sinne einer Toleranzentwicklung lag trotz dieser höheren Spiegel klinisch bis zum 19. Tag eine vergleichbare Sedation vor, da die Patientin auf externe Reize immer gerade noch ansprechbar blieb. Diese klinisch gleiche Sedationstiefe konnte durch ein EEG-Monitoring objektiviert werden (s. Tabelle 5).

Trotz dieser hohen Dosierungen und Serumspiegel blieben die Organfunktionen weitgehend unbeeinflußt. Bei stabilen kardiovaskulären Verhältnissen än-

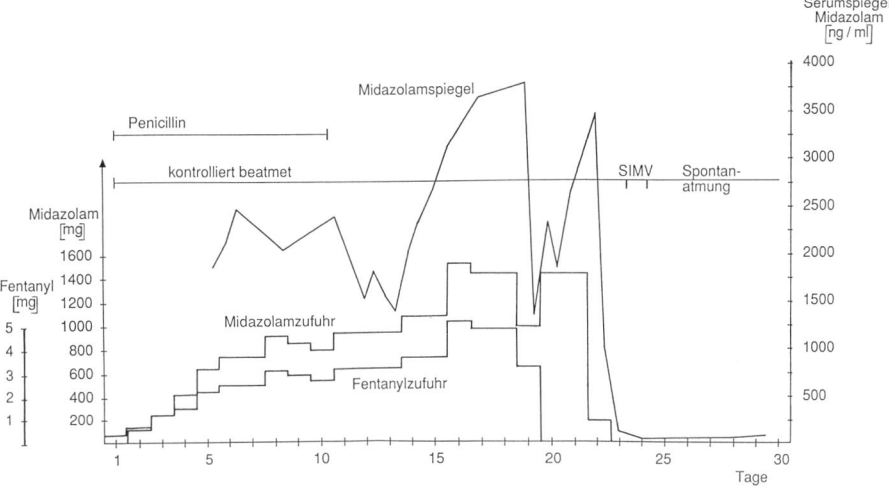

Abb. 6. Krankheitsverlauf, Midazolamzufuhr und -serumspiegel bei einer Patientin mit Tetanus

Tabelle 5. EEG bei Sedierung einer Patientin mit Tetanus

Tag (s. Abb. 6)	Spektralanalyse					SEP
	% δ	% ϑ	% α	% β	A. (Hz)[a]	SNR[b]
6	87	9	7	0,3	6,8	2,0
9	80	12	10	2	6,5	2,1
16	90	5	5	1	6,9	1,0
29	30	10	32	22	9,9	8,0

[a] α-Peak.   [b] „signal-noise ratio".

derte sich weder die Nierenfunktion noch zeigten die Leberenzyme spiegel- bzw. dosisparallele Veränderungen (s. Abb. 7).

Die abrupte Beendigung der Midazolamzufuhr am 19. Tag der Beatmung führte zu einem steilen Abfall des Serumspiegels mit einer Halbwertszeit von etwa 2 h, wobei die Patientin innerhalb von 4 h gut ansprechbar wurde. Die erneut auftretende Krampfaktivität erforderte jedoch eine Wiederaufnahme der Sedierung, die dann allerdings am 22. Tag der Beatmung endgültig beendet werden konnte. Wiederum kam es zu einem steilen Abfall des Serumspiegels. Die Patientin war diesmal innerhalb von 6 h ansprechbar und konnte über eine 24ständige SIMV-Beatmung problemlos zur Spontanatmung gebracht werden. Trotz der vorliegenden Toleranzentwicklung ergaben sich bei der Patientin keine klinisch imponierenden Entzugserscheinungen, allerdings wurden noch etwa 1 Woche lang Störungen des Kurzzeitgedächtnisses festgestellt.

Offene Fragen und Probleme

Über eventuelle Probleme während der Durchführung und bei der Beendigung einer Langzeitsedierung kann naturgemäß eine retrospektive Untersuchung nur beschränkt Auskunft geben. Leider existieren bisher hierzu auch kaum prospektive Studien, die über die Erfassung einiger Teilaspekte der Langzeitsedierung hinausgehen.

Nach eigener Erfahrung sind ernsthafte Probleme mit dem dargelegten Vorgehen – Kombination von Benzodiazepinen mit Opioiden – äußerst selten, so daß auch nur großangelegte Untersuchungen in der Lage wären, ihre Inzidenz und v.a. entsprechende Problemlösungen herauszuarbeiten.

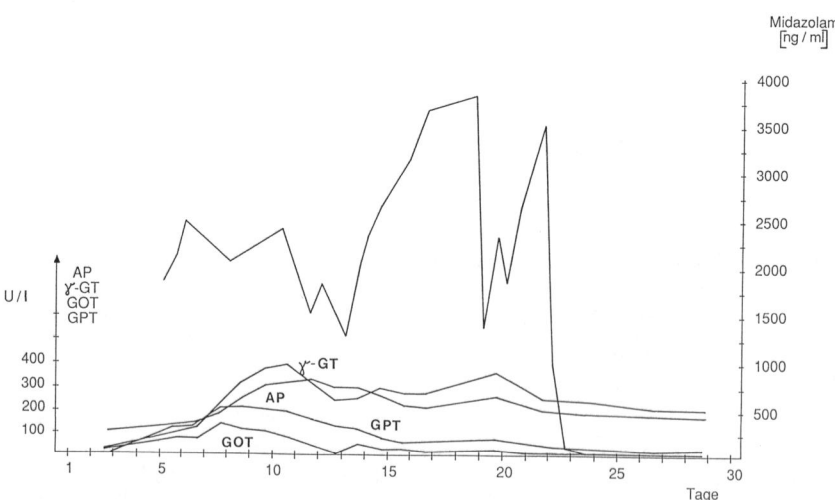

Abb. 7. Midazolamserumspiegel und „Leberenzyme" bei einer Patientin mit Tetanus

Neben den oben genannten offenen Fragen bei Beendigung einer Sedierung (Unruhezustände, Antagonisteneinsatz) gehört zu diesen Problemen beispielsweise die Toleranzentwicklung während der Langzeitsedierung, die eine adäquate Sedierung mit zunehmender Anwendungsdauer erschwert, jedoch in den üblichen Zeiträumen einer Langzeitsedierung bei Intensivpatienten nur selten auftritt (s. oben). Bei dieser Toleranzentwicklung gegenüber Benzodiazepinen handelt es sich nicht wie bei den Barbituraten um eine Beschleunigung des Abbaus nach Enzyminduktion mit den nachteiligen Folgen für andere Reaktionsabläufe, sondern in erster Linie um eine Ansprechbarkeitsänderung der Rezeptoren, d. h. um Folgen des spezifischen Wirkmechanismus der Benzodiazepine, der primär für die gute Verträglichkeit dieser Pharmaka verantwortlich ist.

Klinisch könnte eine solche Toleranzentwicklung nur schwer von den Folgen des Ceilingeffekts der Benzodiazepine unterschieden werden. Dieser Ceilingeffekt, der ebenfalls primär eine günstige Eigenschaft der Benzodiazepine hinsichtlich ihrer Verträglichkeit darstellt, verhindert möglicherweise bei manchen Patienten das Erreichen tiefer Sedierungsstadien und verleitet zu Dosissteigerungen ohne gleichzeitige Wirkungszunahme.

In beiden Fällen könnten exzessiv hohe Pharmakaspiegel entstehen – mit einer langen Nachwirkzeit und bisher unbekannten Nebenwirkungen. Aus diesem Grunde erscheint eine Überschreitung einer Midazolamdosis von maximal 15 mg/h höchstens in Ausnahmefällen angezeigt. Diese Maximaldosis scheint deswegen angemessen, weil sie einerseits noch gut verträglich ist (belegt durch die sehr viel höheren Dosierungen des oben angeführten Fallbeispiels) und andererseits praktisch immer deutlich über den klinischen Erfordernissen liegt (ermittelt an dem oben angeführten Kollektiv kontinuierlich langzeitsedierter Patienten).

Nur selten gelingt es nicht, Patienten mit solch hohen Dosierungen – auch bei ausreichender Analgesie – ruhigzustellen. Meist scheint es sich dabei um Patienten mit vorhergehendem hohen Alkoholkonsum zu handeln. Hier wäre abzuklären, ob bestimmte Kombinationen mit anderen intravenös applizierten zentraldämpfenden Pharmaka der zweiten Wahl oder mit modernen Inhalationsanästhetika (s. Aufzählung S. 36) weiterhelfen. Ob es sich in den genannten Fällen, wie gelegentlich vermutet wird, um eine zentrale Neurotransmitterimbalance mit einem Mangel von Acetylcholin handelt, ist bis jetzt nicht bewiesen. In jedem Fall ist in solchen Situationen auch daran zu denken, auf jegliche Sedativa zu verzichten, da man sonst Gefahr läuft, durch zu hohe Arzneimittelzufuhr mehr zu schaden als durch eine schließlich doch ausreichende Sedierung zu nutzen.

Alle genannten Probleme hängen eng mit den bisher fehlenden Möglichkeiten eines objektiven Monitorings der Sedierungstiefe zusammen. Dies kann bisher lediglich grob anhand des klinischen Eindrucks und klinischer Erfahrung in Anlehnung an Komaskalierungen abgeschätzt werden. Ein praxisgerechtes, gezieltes neurophysiologisches Monitoring existiert bisher leider nicht. Ansatzpunkte scheinen hier nur differenzierte Auswertungen des EEG-Signals (vgl. Tabelle 5) zu ermöglichen. Ein solches Sedierungsmonitoring wäre auch im Routinefall für eine rationale getrennte Steuerung von Analgesie und Sedation wünschenswert. Zwar zeichnet sich die gängige parallele Zufuhr des Analgetikums Fentanyl und des Benzodiazepins Midazolam über einen Perfusor durch eine erstaunliche klinische Praktikabilität aus. Diese sollte jedoch nicht darüber hinwegtäuschen, daß vermutlich in einer Vielzahl der Fälle eine relative Überdosierung einer Komponente vorliegt. Daß dies in der Regel klinisch keine negativen Folgen hat, spricht im Grunde genommen für die gute Verträglichkeit und die zügige Elimination der verwendeten Substanzen, ist allerdings kein Argument dafür, nicht nach Verbesserungen zu suchen.

Eine solche getrennte Überwachung der beiden Komponenten Analgesie und Sedation wäre weiterhin eine wesentliche Voraussetzung für eine gesteuerte Vertiefung der „Langzeitanalgosedierung" bis zur „Langzeitnarkose", die in bestimmten Krankheitsstadien zur Unterdrückung schädlicher endokrin-vegetativer Reaktionen indiziert sein könnte, wobei dieser Aspekt allerdings bisher durch keine kontrollierten Untersuchungen belegt ist.

Essentiell wäre ein Sedierungsmonitoring für die Abgrenzung der Pharmakawirkung von krankheitsverursachten Bewußtseinsstörungen, wie sie nach Schädel-Hirn-Trauma, zerebraler Hypoxidose und praktisch immer bei septischen Patienten auftreten. Die Steuerung einer Sedierung ist hier in der Regel erschwert, weil der Versuch, mit der Zufuhr von Benzodiazepinen allein eine motorische Ruhigstellung zu erzwingen, eine Überdosierung hinsichtlich der psychosedativen Komponente mit sich bringt. Eine gezielte Überwachungsmöglichkeit der zerebralen Funktion könnte auch hier den Ansatz für die Ermittlung wirksamer Kombinationen verschiedener Psychopharmaka liefern, die an unterschiedlichen Transmittersystemen angreifen.

Eine exakte Steuerungsmöglichkeit der Sedierungstiefe würde es auch erleichtern, bei Patienten mit einem geringen Verbrauch an Sedativa, bei denen man sich zur Vermeidung einer Überdosierung heute gern der intermittierenden bedarfsweisen Sedierung bedient, kontinuierlich und damit gleichmäßiger zu sedieren und sich dabei die genannten Vorzüge von Midazolam zunutze zu machen, ohne gleichzeitig eine Überdosierung zu riskieren. Zweifellos verleitet – bei allen genannten Vorteilen – die problemlose kontinuierliche Zufuhr eines Gemischs aus Benzodiazepinen und Opioiden dazu, mehr zu verabreichen, als der Patient benötigt, sei es aus Gründen eines ungestörten Arbeitsablaufs auf einer hektischen Intensivstation oder auch aus Angst, der Patient könne vielleicht doch etwas spüren. Daß diese Überdosierung Folgen hinsichtlich des Aufwachverhaltens haben muß, überdies Toleranzbildung und eventuell Abhängigkeitserscheinungen mit langdauernden Auswirkungen erleichtert, ist offensichtlich und sollte ständig Anlaß sein, eine minimal effektive Dosierung anzustreben.

Literatur

Behne M, Asskali F, Steuer A, Förster H (1987) Midazolam-Dauerinfusion zur Sedierung von Beatmungspatienten. Anaesthesist 36:228–232

Buchanan N, Cane RD (1978) Drug utilization in a general intensive care unit. Intensive Care Med 4:75–77

Byatt CM, Lewis LD, Dawling S, Cochrane GM (1984) Accumulation of midazolam after repeated dosage in patients receiving mechanical ventilation in an intensive care unit. Br Med J 289:799–800

Dobb GJ, Murphy DF (1985) Sedation and analgesia during intensive care. In: Dobb G (ed) Current topics in intensive care. Saunders, London Philadelphia Toronto (Clinics in Anaesthesiology, vol 3, no 4, pp 1055-1086)

Dundee JW, Halliday NJ, Harper KW, Brogden RN (1984) Midazolam: a review of its pharmacological properties and therapeutics use. Drugs 28:519-543

Haefely W, Pöldinger W, Wider F (1983) Tranquilizer und Hypnotika: Grundlagen und Therapie. In: Langer G, Heimann H (Hrsg) Psychopharmaka – Grundlagen und Therapie. Springer, Wien New York, S 301-346

Hartenauer U (1982) Medikamentöse Sedierung während Langzeitbeatmung. In: Lawin P, Götz E, Huth H (Hrsg) Intravenöse Narkose und Langzeitsedierung. Thieme, Stuttgart New York (Intensivmedizin Notfallmedizin Anästhesiologie, Bd 31, S 106-116)

Janknegt R, van den Berg T, De Jong M, Oldenhof HGJ, Steenhoek A (1986) Compatibility study with midazolam. Ziekenhuisfarmacie 2

Kapp W (1986) Benzodiazepine in der Langzeitsedierung. In: Schulte am Esch J (Hrsg) Langzeitsedierung des Intensivpatienten. Zuckschwerdt, München Bern Wien, S 27-39

Kochs E, Bause H (1986) Wirkungen von Langzeitsedierung auf Hormone des Hypophysen-NNR-Systems. In: Schulte am Esch J (Hrsg) Langzeitsedierung des Intensivpatienten. Zuckschwerdt, München Bern Wien, S 55-65

Klotz U (1986) Zur Toxikologie der Langzeitsedierung. In: Schulte am Esch J (Hrsg) Langzeitsedierung des Intensivpatienten. Zuckschwerdt, München Bern Wien, S 7-13

Ledingham IMcA, Watt I (1983) Influence of sedation on mortality in critically ill multiple trauma patients. Lancet I:1270

Lehmkuhl P, Lips U, Pichlmayr I (1985) Routinemäßige elektroenzephalographische Überwachung von Sedierungstiefe und zerebraler Funktion bei dauerbeatmeten Intensivpatienten. In: Rügheimer E, Pasch T (Hrsg) Notwendiges und nützliches Messen in Anästhesie und Intensivmedizin. Springer, Berlin Heidelberg New York Tokyo, S 516-518

Link J, Papadopoulos G, Striebel HW, Heinemeyer G (1986) Klinische Erfahrung in der Langzeitsedierung von Intensivpatienten mit Benzodiazepinen. In: Schulte am Esch (Hrsg) Benzodiazepine in Anästhesie und Intensivmedizin. Editiones Roche, Basel, S 227-234

Mathews HML, Carson IW, Collier PS, Dundee JW, Fitzpatrick K, Howard PJ, Lyons SM, Orr IA (1987) Midazolam sedation following open heart surgery. Br J Anaesth 59:557-560

Merriman H (1980) The techniques used to sedate ventilated patients. Intensive Care Med 6:137-138

Ochs HR, Grennblatt DJ, Lauven PM, Stoeckel H, Rommelsheim K (1982) Kinetics of high-dose i.v. diazepam. Br J Anaesth 54:59-70

Persson P, Nilsson A, Hartig P, Tamsen A (1987) Pharmacokinetics of midazolam in total i.v. anaesthesia. Br J Anaesth 59:548-556

Reves JG (1984) Benzodiazepines. In: Prys-Roberts C, Hug CC (eds) Pharmacokinetics of anaesthesia. Blackwell Scientific Publ, Oxford London Edinburgh Boston Melbourne, pp 157-186

Reves JG, Fragen RJ, Vinik HR, Greenblatt DJ (1985) Midazolam: pharmacology and uses. Anesthesiology 62:310-324

Schneck HJ, Tempel G, v. Hundelshausen B, Kolb E (1987) Sedierung von beatmeten Intensivpatienten nach Polytrauma. Anaesthesist 36:524-525

Schulte am Esch J (1986) Ruhigstellung des Intensivpatienten – Sedierung oder Narkose? In: Schulte am Esch J (Hrsg) Langzeitsedierung des Intensivpatienten. Zuckschwerdt, München Bern Wien, S 1-6

Sear JW (1987) Overview of drugs available for ITU sedation. European Journal of Anaesthesiology 4, Suppl 1:47-53

Wendt M (1982) Probleme der Entwöhnung nach Langzeitsedierung. In: Lawin P, Götz E, Huth H (Hrsg) Intravenöse Narkose und Langzeitsedierung. Thieme, Stuttgart New York (Intensivmedizin Notfallmedizin Anästhesiologie, Bd 31, S 117-122)

Kombination von Benzodiazepinen und Opioiden

P. Hoffmann

Einleitung

Über die Notwendigkeit adäquater analgetischer und sedativ-hypnogener Behandlung beatmeter Patienten in der Intensivmedizin besteht weitgehend Einigkeit. Schmerz, Unruhe und Streß sind als begünstigende Faktoren schwerer sekundärer Organschädigungen bekannt, als Beispiel sei hier nur an die Ereigniskaskade erinnert, die durch Schmerz, Streß und Schock über sympathikoadrenerge Stimulation und Mediatorfreisetzung zur respiratorischen Insuffizienz führen kann:

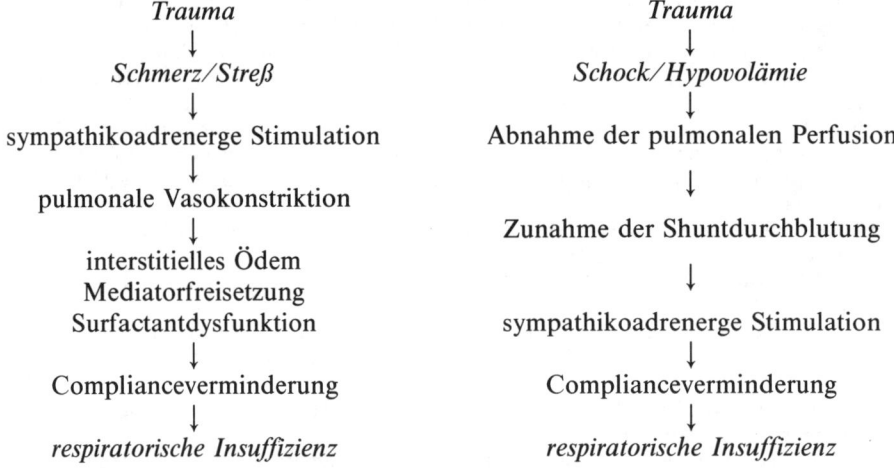

Einzelne Berichte über beatmete Intensivpatienten, die völlig ohne Analgetika und Sedativa behandelt wurden, gehören in das Reich der Anekdote und lassen sich nicht verallgemeinern. Problematischer ist die Entscheidung, ob Analgetika, Sedativa oder eine Kombinationstherapie aus beiden Komponenten gegeben werden sollen.

Werden analgetisch und sedativ-hypnogen wirkende Substanzen über längere Zeit an intensivtherapiebedürftige Patienten verabreicht, entstehen verschiedene, hierdurch bedingte Anwendungsprobleme. So führen Opiate bei alleiniger Verabreichung zu einer nur unzureichenden Sedierung und zu erheblicher Gewöhnung mit dem daraus resultierenden Zwang zur raschen Dosissteigerung. Ähnlich sind die Verhältnisse bei alleiniger Gabe sedierend wirkender Medikamente.

So führen Benzodiazepine ebenfalls rasch zu Gewöhnung und müssen in ihrer Dosierung sehr bald gesteigert werden, was nach Beendigung der Behandlung oft zu ausgeprägter Entzugssymptomatik führt. Auch andere sedativ und distanzierend wirkende Medikamente lassen bei alleiniger Verabreichung deutliche anwendungsbedingte Probleme erwarten:

Medikament	*Anwendungsbedingte Probleme*
Opiate:	unzureichende Sedierung, Gewöhnung, unterschiedliches Suchtpotential, logistische Probleme
periphere Analgetika:	meist ungenügende Schmerzausschaltung
Barbiturate:	Kreislauf- und Atemdepression, Enzyminduktion, pulmonale Komplikation, antianalgetische Wirkung, pulmonale Komplikationen, antianalgetische Wirkung, Tachyphylaxie, Kumulation
Neuroleptika:	extrapyramidal-motorische Störungen, Kreislaufnebenwirkungen durch α-Blockade
Benzodiazepine:	Gewöhnung, Kumulation, Entzugssymptomatik
Clomethiazol:	erhebliche kardiodepressive und atemdepressive Eigenwirkung, Hypersekretion, Gewöhnung, Suchtpotential
Etomidat:	NNR-Suppression, toxische Wirkungen des Lösungsvermittlers
Stickoxydul:	Knochenmarksuppression, Immunsuppression
volatile Anästhetika:	Entsorgungsschwierigkeiten, Probleme durch Stoffwechselprodukte (Halothan, Enfluran, Isofluran)

Basierend auf den sehr günstigen Erfahrungen mit der Kombination aus Basisanalgesie, meist erreicht durch lumbale oder thorakale Katheterperiduralanästhesie, und einer zusätzlichen Sedierung, verabreichten wir auch Patienten, bei denen eine solche Therapie technisch oder schädigungsbedingt nicht möglich war, eine Kombination aus Analgetika und Sedativa in Form einer kontinuierlichen, perfusorgesteuerten Infusion. Die Auswahl der geeigneten Medikamente war hier von ganz entscheidender Bedeutung, da die verschiedensten Anforderungen erfüllt werden mußten:

- titrierbare Sedierungstiefe mit möglichst vollständiger retrograder Amnesie,
- rasch eintretende, ausreichend starke analgetische Wirkung,
- dosisabhängig erhaltene Erweckbarkeit und Kooperationsfähigkeit,
- keine Beschränkungen bei Langzeitanwendung,
- keine Kumulation oder Organtoxizität, auch bei Langzeitanwendung,
- sichere Elimination, auch bei Leber- und/oder Nierenschädigungen,
- keine Änderung der Pharmakokinetik im Schock, bei Hypalbuminämie o. ä.,
- keine physische oder psychische Abhängigkeit oder Entzugssymptomatik,
- möglichst geringe Beeinflussung kardiovaskulärer Parameter,
- dosisabhängige atemdepressive Wirkung,
- keine Veränderungen des endokrinen Status.

Um ein für möglichst viele Bereiche der Intensivtherapie beatmeter Patienten einsetzbares Schema zur analgetischen und sedativ-hypnogenen Behandlung finden zu können, wurden insgesamt 6 Kombinationen aus beiden Wirkprinzipien untersucht (Tabelle 1). Während 4 dieser Schemata sich aus verschiedenen Gründen nicht haben durchsetzen können und nur zu Vergleichsuntersuchungen herangezogen wurden, konnten wir mit den Kombinationen Fentanyl/Midazolam und Alfentanil/Midazolam sehr gute Erfahrungen in der praktischen Anwendung sammeln.

Methodik

In den Jahren 1985 und 1986 sind insgesamt etwa 600 Patienten unserer operativen Intensivstation mit Schwerpunkt Chirurgie, Unfall- und Neurochirurgie mit einer der beiden folgenden Medikamentenkombination behandelt worden, die jeweils kontinuierlich über Perfusor gegeben wurden. Die 50 ml-Perfusorspritze wurde wie folgt vorbereitet und mit 0,9% NaCl auf 50 ml aufgefüllt:

- 1,5 mg Fentanyl (30 ml) + 90 mg Midazolam (18 ml),
- 15 mg Alfentanil (30 ml) + 90 mg Midazolam (18 ml).

Alle mit diesen Medikamentenkombinationen behandelten Patienten waren, zumindest zu Therapiebeginn, kontrolliert beatmet. Es handelte sich, entsprechend den beteiligten Fachgebieten, um polytraumatisierte, thoraxverletzte oder neurotraumatologisch erkrankte Patienten. Die Behandlungsdauer lag zwischen 1 und 18 Tagen, wobei die meisten Patienten zwischen 2 und 8 Tagen therapiert wurden. Bei beiden Medikamentenkombinationen waren alle Altersgruppen vergleichbar oft vertreten (Abb. 1, 2).

Die genauen Dosisbereiche der verwendeten Analgetika bzw. Sedativa gehen aus den Tabellen 2 und 3 hervor, wobei die hohen Dosierungen für die initiale

Tabelle 1. Medikamentenkombinationen, Perfusorfüllung und Dosierungsspannbreiten 6 verschiedener Analgosedierungskonzepte

Medikamentenkombination	Perfusorfüllung		Dosierungsbereich		
Alfentanil/Midazolam	15	mg Rapifen	0,6 –	3,6	mg Rapifen/h
(Rapifen/Dormicum)	90	mg Dormicum	3,6 –	21,6	mg Dormicum/h
Fentanyl/Midazolam	1,5	mg Fentanyl	0,06–	0,36	mg Fentanyl/h
(Fentanyl/Dormicum)	90	mg Dormicum	3,6 –	21,6	mg Dormicum/h
Piritramid/Promethazin	60	mg Dipidolor	3,6 –	18	mg Dipidolor/h
(Dipidolor/Atosil)	400	mg Atosil	24	–120	mg Atosil/h
Pethidin/Flunitrazepam	200	mg Dolantin	12 –	72	mg Dolantin/h
(Dolantin/Rohypnol)	12	mg Rohypnol	0,7 –	4,2	mg Rohypnol/h
Tramadol/Methohexital	600	mg Tramal	36	–180	mg Tramal/h
(Tramal/Brevimytal)	600	mg Brevimytal	36	–180	mg Brevimytal/h
Ketamin/Flunitrazepam	200	mg Ketanest	12 –	72	mg Ketanest/h
(Ketanest/Rohypnol)	12	mg Rohypnol	0,7 –	4,2	mg Rohypnol/h

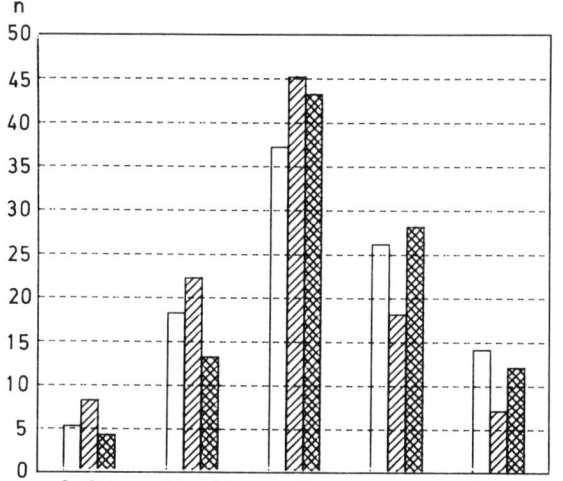

Abb. 1. Patientenzahl und Behandlungsdauer in verschiedenen Altersgruppen unter Analgosedierung mit Alfentanil/Midazolam (□ bis 30 Jahre, ◨ 31–60 Jahre, ⊠ über 60 Jahre)

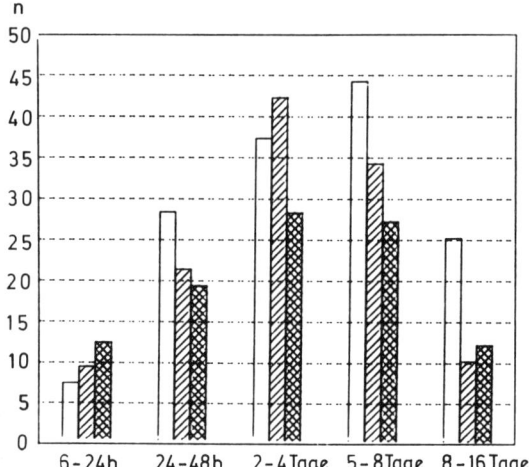

Abb. 2. Patientenzahl und Behandlungsdauer in verschiedenen Altersgruppen unter Analgosedierung mit Fentanyl/Midazolam (Erläuterungen wie in Abb. 1)

Behandlung entscheidend wichtig sind. Nach etwa 24–36 h kann auf die mittleren Erhaltungsdosierungen zurückgegangen werden. Abruptes Absetzen der Medikamente soll unbedingt vermieden werden, da es zu unerwünschter Entzugssymptomatik kommen kann. Nach längerer Applikationszeit soll über einen Zeitraum von 24–48 h mit den niedrigen Dosisbereichen die Therapie ausschleichend beendet werden.

Untersucht wurden die klinischen Parameter der Analgesie- und Sedierungsqualität, das Auftreten und die Art von Nebenreaktionen, das sehr wichtige Verhalten der neurologischen Beurteilbarkeit unter der Medikation, Kreislaufparameter und intrakranieller Druck sowie das Verhalten einiger ausgewählter Parameter des endokrinen Systems.

Tabelle 2. Individuelle Dosierung der Analgosedierung mit Alfentanil/Midazolam (Rapifen 15 mg + Dormicum 90 mg)

Perfusorstellung	Dosis
2 ml/h	0,6 mg + 3,6 mg/h
4 ml/h	1,2 mg + 7,2 mg/h
6 ml/h	1,8 mg + 10,8 mg/h
8 ml/h	2,4 mg + 14,4 mg/h
10 ml/h	3,0 mg + 18,0 mg/h
12 ml/h	3,6 mg + 21,6 mg/h

Vertiefung durch zusätzliche Bolusgabe

Tabelle 3. Individuelle Dosierung der Analgosedierung mit Fentanyl/Midazolam (Fentanyl 1,5 mg + Dormicum 90 mg)

Perfusorstellung	Dosis
2 ml/h	0,06 mg + 3,6 mg/h
4 ml/h	0,12 mg + 7,2 mg/h
6 ml/h	0,18 mg + 10,8 mg/h
8 ml/h	0,24 mg + 14,4 mg/h
10 ml/h	0,30 mg + 18,0 mg/h
12 ml/h	0,36 mg + 21,6 mg/h

Vertiefung durch zusätzliche Bolusgabe

Ergebnisse

Klinische Parameter

Trotz der theoretisch zu erwartenden Nachteile infolge der fixen Kombination aus Analgetika und Sedativa ließen sich durch die sehr individuelle Dosiermöglichkeit mittels verschiedener Perfusorgeschwindigkeiten über 90% unserer Patienten mit einem der beiden vorgestellten Schemata zur Analgosedierung zufriedenstellend behandeln. Die große Anzahl behandelter Patienten (pro Gruppe etwa 300) und die sehr unterschiedlichen Ausgangssituationen aufgrund von Vorerkrankungen, primärem Krankheitsgeschehen und ggf. sekundären Komplikationen lassen das Fehlen relevanter Nebenreaktionen unter der teilweise langdauernden Therapie besonders bemerkenswert erscheinen.

Insbesondere traten keine auf die Medikamentengabe zurückzuführenden organtoxischen Nebenwirkungen oder eine Gewöhnung und Abhängigkeit gegenüber den in hohen Dosen zugeführten Medikamenten auf. Die ausschleichende Beendigung einer längerdauernden Therapie ist allerdings von entscheidender Bedeutung für das Vermeiden entzugsbedingter Durchgangssyndrome mit teilweise erheblichen Unruhezuständen der Patienten, ebenso, wie die initial ausreichend hohe Dosierung eine Vorbedingung für die im weiteren Behandlungsverlauf mögliche Dosisreduktion ist.

In der Entwöhnungsphase nach Langzeitbeatmung, in der es stets zu Interferenzen zwischen der atemdepressiven Wirkung der verabreichten Medikamente und den Erfordernissen einer in Gang kommenden Spontanatmung kommt, sahen wir bei mittleren und niedrigen Dosisbereichen keinerlei Beeinträchtigung der Fähigkeit zur ausreichenden Spontanatmung bei den Patienten. Vielmehr waren Kooperationsfähigkeit und Mitarbeit der Patienten bei erhaltender Analgesie und Basissedation deutlich erleichtert.

Nach Extubation bzw. Dekanülierung der Patienten sahen wir keinerlei physische oder psychische Abhängigkeitsreaktionen, lediglich bei Behandlungszeiten über 16 Tage war bei einigen Patienten eine zwischenzeitliche Entzugssymptomatik mit Unruhe, vegetativen Reaktionen und Desorientiertheit zu beobachten, die meist durch Neuroleptikagabe behoben werden konnte.

Neurologische Beurteilbarkeit

Bei beatmeten Intensivpatienten muß sich ein Analgosedierungsschema hinsichtlich seiner Brauchbarkeit an den Möglichkeiten messen lassen, mehrmals täglich die Bewußtseinslage und die Kooperationsfähigkeit überprüfen zu können. Um die sehr subjektiv beurteilten Begriffe „Erweckbarkeit", „Kooperationsfähigkeit" und „Wachheitsgrad" bis zu einem gewissen Grad objektivieren zu können, haben wir einen Score entwickelt, mit dem auch beatmete Patienten beurteilt werden können (Tabelle 4). Wurden 6 der erreichbaren 9 Punkte vom Patienten erreicht, wurde ein für die neurologische Beurteilbarkeit ausreichender Wachheitsgrad angenommen.

Wie aus Abbildung 3 hervorgeht, gibt es unter den angewendeten Medikamentenschemata erhebliche Unterschiede im Aufwachverhalten der Patienten. Bei einem Teil der Patienten war eine ausreichende Beurteilbarkeit bereits während der laufenden Analgosedierung möglich (Alfentanil/Midazolam 22%, Fentanyl/Midazolam 12%), bei anderen Patienten mußten lange Pausierungszeiten der Analgosedierung in Kauf genommen werden, um die Patienten beurteilen zu können. So sind z.B. unter Tramadol/Methohexital 30% der Patienten erst nach einer Pausierung der Medikamentengabe von mehr als 90 min beurteilbar.

Tabelle 4. Punktescore zur Beurteilung beatmeter Intensivpatienten

Augenöffnen:	normales Ansprechen	3
	lautes Anrufen	2
	Reaktion auf Schmerzreiz	1
	keine Reaktion	0
Bewegungen:	gezielt nach Aufforderung	3
	nach mehrmaliger Aufforderung	2
	ungezielt auf Schmerzreize	1
	keine Reaktion	0
Wortverständnis:	adäquate Reaktionen nach Ansprache	3
	verlangsamte, adäquate Reaktion	2
	kaum adäquate Reaktionen möglich	1
	kein verbaler Kontakt herstellbar	0

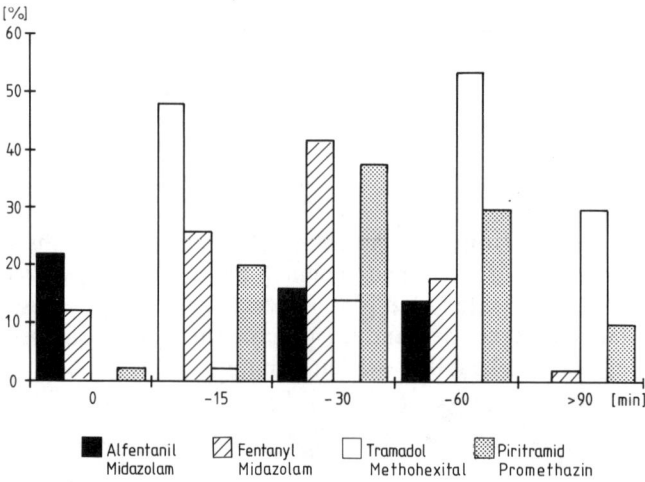

Abb. 3. Aufwachzeit unter verschiedenen Konzepten zur Analgosedierung beatmeter Intensivpatienten (n = 50; Zeiten nach Abstellen des Perfusors)

Kreislaufparameter

Die unterschiedliche Ausgangssituation, Medikamenteninteraktionen und Verletzungsmuster erschweren die Beurteilung von Kreislaufveränderungen bei Intensivpatienten. Unsere Untersuchungen der Beeinflussung verschiedener Kreislaufparameter durch die angewendeten Medikamentenkombinationen Alfentanil/Midazolam und Fentanyl/Midazolam erfolgten daher an Patienten mit einem isolierten Thoraxtrauma oder Schädel-Hirn-Trauma, bei denen keine kreislaufwirksame Begleitmedikation verabreicht werden mußte.

Durch beide Medikamentenkombinationen kommt es nur zu geringen Veränderungen der untersuchten Kreislaufparameter, wobei die Senkungen von Blutdruck und Herzfrequenz unter Alfentanil/Midazolam etwas geringer ausgeprägt sind als unter Fentanyl/Midazolam, während die Verhältnisse bei den Drücken in der Lungenstrombahn umgekehrt sind. Alle beobachteten Veränderungen sind aber ohne klinische Relevanz (Tabelle 5).

Tabelle 5. Kreislaufparameter unter Analgosedierung beatmeter Intensivpatienten

	Fentanyl/Midazolam [%]	Alfentanil/Midazolam [%]
Arterieller Mitteldruck	10–15	6–10
Herzfrequenz	12–18	8–12
Rechtsatrialer Mitteldruck	12–18	12–16
Pulmonalarterieller Mitteldruck	10–15	12–18

Intrakranieller Druck

Das Verhalten des intrakraniellen Druckes unter verschiedenen Therapiemaß-
nahmen ist bei polytraumatisierten und neurotraumatologisch erkrankten Patienten von entscheidender Bedeutung. Gabe von ungeeigneten Medikamenten
oder unkorrekte Applikationsformen können über eine Steigerung der Hirn-
durchblutung den intrakraniellen Druck erhöhen und bei einer gleichzeitigen
Senkung des mittleren arteriellen Druckes den zerebralen Perfusionsdruck soweit senken, daß eine ausreichende Sauerstoff- und Substratversorgung des Gehirns nicht mehr gewährleistet ist.

Um isoliert die Auswirkungen der verwendeten Medikamente auf den intrakraniellen Druck feststellen zu können, wurde während der Meßperiode streng
darauf geachtet, daß keine Änderungen der Beatmung (mäßige Hyperventila-
tion), der Oberkörperlagerung (30° erhöht) und der adjuvanten medikamentösen
Therapie erfolgen mußten.

Unter Alfentanil/Midazolam und Fentanyl/Midazolam waren Senkungen des
intrakraniellen Druckes um 10–25% unter die Ausgangswerte vor Therapiebeginn zu beobachten, wobei der während der Meßperiode kontinuierliche Druck-
verlauf auffällt (Abb. 4). Unter den anderen geprüften Medikamentenkombinationen kam es während der Untersuchungsperiode zu deutlicheren Schwankungen des intrazerebralen Druckes, besonders ausgeprägt bei Verwendung von
Ketamin/Flunitrazepam mit Druckanstiegen um 25–40% über den Ausgangs-
wert. Bei diesen Untersuchungen waren Patienten mit primär erhöhten intrakraniellen Druckwerten nicht eingeschlossen worden, da hier das Behandlungsregime anders sein muß, um die Patienten nicht unnötigen Gefährdungen auszu-
setzen.

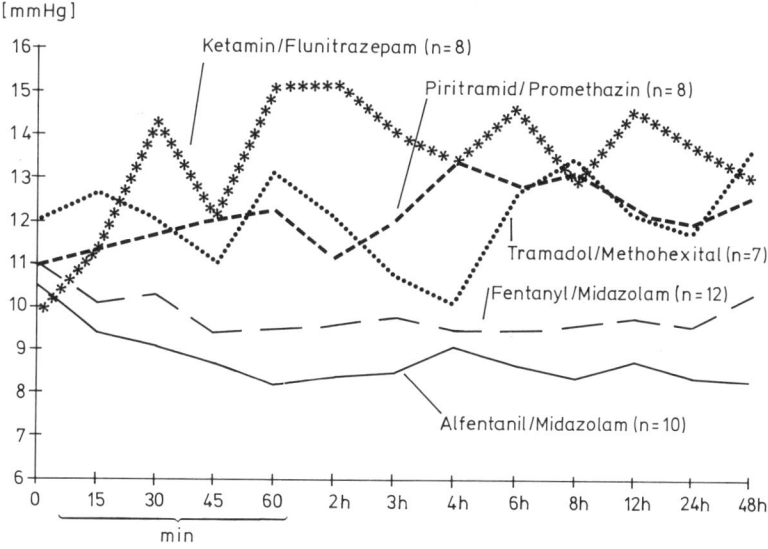

Abb. 4. Verhalten des intrakraniellen Drucks unter 5 verschiedenen Analgosedierungsschemata
(Medianwerte)

Ausgewählte Laborparameter

Für die Bewertung von Laborparametern, die an intensivtherapiebedürftigen Patienten erhoben werden, gilt ähnliches, wie für die Interpretation von Kreislaufuntersuchungen gesagt wurde. Ihre Beurteilung wird erschwert durch interindividuell unterschiedliche Ausgangssituationen und Schädigungsmuster sowie durch multiple Interaktionen mit anderweitig notwendigen Medikamenten. Immerhin kann gesagt werden, daß wir bei der Vielzahl der behandelten Patienten keinen Anhalt für negative Auswirkungen der Medikamentenkombinationen Alfentanil/Midazolam oder Fentanyl/Midazolam auf die Leber- oder Nierenfunktion haben erkennen können.

Eine wichtige Ausnahme von dieser Aussage muß gemacht werden, da es bei einigen polytraumatisierten Patienten unter der Analgosedierung mit beiden Medikamentenkombinationen zu reversiblen, stets um den 4.–7. Behandlungstag auftretenden, isolierten Bilirubinanstiegen kam, die Werte von 30 mg/dl und mehr erreichten. Obwohl einige dieser Patienten Massentransfusionen erhalten hatten und bei anderen ein direktes Bauchtrauma mit Leberbeteiligung vorgelegen hatte, konnten wir diese isolierten Bilirubinanstiege auf Interaktionen zwischen den hochdosiert verabreichten Opiaten und Benzodiazepinen auf der einen Seite und den früher bei uns routinemäßig verabreichten H_2-Blockern (Cimetidin und Ranitidin) auf der anderen Seite zurückführen. Obwohl das Patientengut sich nicht geändert hat, haben wir seit Ersetzen der H_2-Blocker durch die Gabe von Pirenzepin und Sucralfat keine vergleichbaren Bilirubinveränderungen mehr gesehen.

Da es bekanntermaßen unter Gabe von Etomidat, Opiaten und anderen sedativ wirkenden Substanzen zu Veränderungen im endokrinen Status der Patienten kommen kann, haben wir unter Alfentanil/Midazolam und Fentanyl/Midazolam einige ausgewählte Hormonparameter über mehrere Tage bei 12stündiger Blutentnahme kontrolliert und ein Verbleiben der Werte für Kortisol, ACTH, ADH und Aldosteron im Normbereich feststellen können (Abb. 5).

Diskussion

Ein ideales Behandlungsregime zur Ruhigstellung beatmeter Intensivpatienten existiert derzeit noch nicht, wie die allenthalben bekannte Polypragmasie mit Kombinationen unterschiedlichster Analgetika, Sedativa, Hypnotika, Tranquilizer, Neuroleptika und Muskelrelaxanzien beweist. Da in der Literatur etliche unterschiedliche Konzepte vorgestellt worden sind, haben wir 6 verschiedene Medikamentenkombinationen untersucht und mit den bei uns bevorzugt angewendeten Konzepten mit Alfentanil bzw. Fentanyl und Midazolam verglichen.

Fentanyl und Alfentanil sind aus der Anästhesie als stark und kurz wirkende Opiatanalgetika mit gering ausgeprägten kardiovaskulären Nebenwirkungen bekannt. Da die Atemdepression ausgeprägt ist, muß kontrollierte Beatmung gefordert werden. Alfentanil ist chemisch dem Fentanyl verwandt und besitzt pharmakologisch dieselben Basiseigenschaften. Allerdings zeigt es gegenüber Fentanyl eine raschere Besetzung der Rezeptoren und ein schnelleres Abdissoziieren

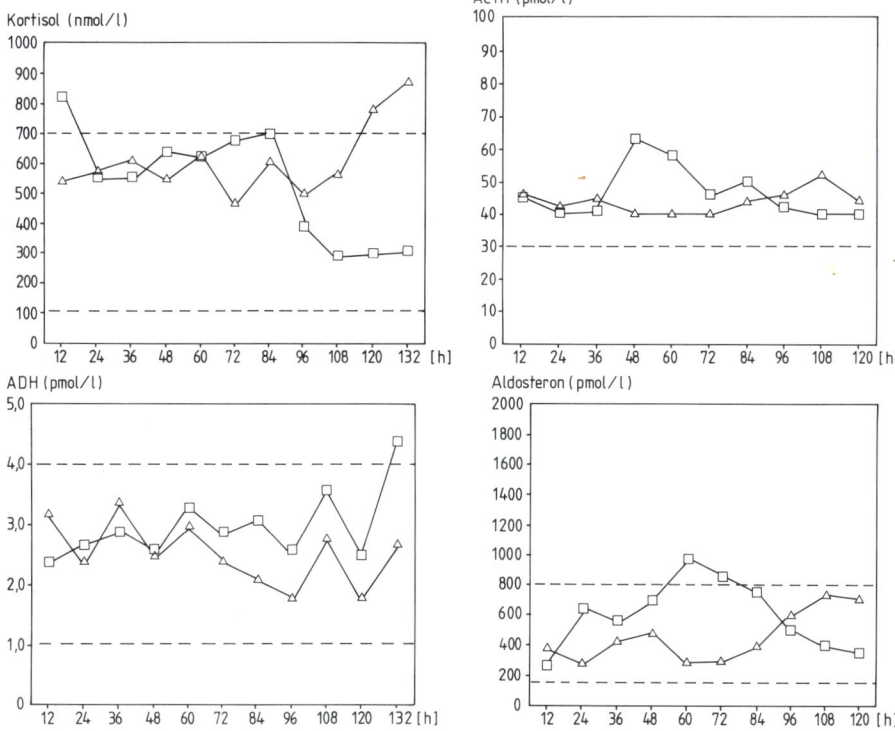

Abb. 5. Verhalten endokriner Parameter unter Analgosedierung mit Alfentanil/Midazolam bzw. Fentanyl/Midazolam   □—□ Alfentanil   △—△ Fentanyl

von den Rezeptoren. Die Eliminationshalbwertszeit ist gegenüber Fentanyl um den Faktor 2–3 reduziert. Durch die höhere und über einen weiten pH-Bereich gleichbleibende Eiweißbindung ist die Wirkung von Alfentanil auch bei pathophysiologischen Veränderungen im Volumen-, Eiweiß- und Säure-Basen-Status reproduzierbar und damit berechenbar.

Die sehr kurze Wirkdauer der beiden Analgetika Fentanyl und Alfentanil macht eine kontinuierliche Verabreichung zusammen mit einem ebenfalls kurzwirkenden Sedativum sinnvoll. Wir verwendeten das wasserlösliche Benzodiazepin Midazolam, dessen Wirkdauer etwa den Werten der beiden verwendeten Analgetika nahekommt. Unsere Untersuchungen über das Aufwachverhalten unter verschiedenen Analgosedierungsschemata machen diesen Unterschied, besonders im Vergleich zu den anderen untersuchten Kombinationen deutlich. Besonders die Kombination des nicht dem Betäubungsmittelrecht unterliegenden Opioids Tramadol mit dem kurzwirkenden Barbiturat Methohexital läßt eine neurologische Beurteilbarkeit der Patienten erst nach unverhältnismäßig langen Pausierungszeiten der Analgosedierung zu. Zusätzlich ist diese Kombination belastet durch die bekannten barbituratbedingten Probleme wie Interaktionen mit anderen Medikamenten, Gewöhnungsphänomene, Enzyminduktion, deutliche kardiovaskuläre Nebenwirkungen und negative Beeinflussung respiratorischer

Parameter durch Erhöhung der Bronchialsekretion und des Bronchomotorentonus. Erstaunlicherweise kam es in unseren Untersuchungen unter Tramadol und Methohexital zu einem Anstieg des intrakraniellen Druckes um 10–15% über die Ausgangswerte, obwohl durch den Barbituratanteil hier eher eine Hirndrucksenkung zu erwarten gewesen wäre. Möglicherweise liegt dies an der unzureichenden analgetischen Wirkung des Tramadols.

Die Kombination aus Piritramid und Promethazin zeigt nach unseren Erfahrungen für die kontinuierliche Langzeitapplikation keine Vorteile gegenüber einer Verabreichung in Form von Bolusinjektionen, da es sich bei beiden Komponenten um länger wirkende Substanzen handelt, die zu entsprechenden Nachhangphänomenen führen und trotz stabiler Herz-Kreislauf-Verhältnisse die Beurteilbarkeit der Patienten beeinträchtigen. Darüber hinaus zeigt das Hirndruckverhalten unter Piritramid/Promethazin recht starke Schwankungen mit Erhöhungen des intrakraniellen Druckes um 10–20% über die jeweiligen Ausgangswerte.

Die Ansichten über die Anwendung von Ketamin allein oder in Kombination mit sedierenden Substanzen wie Benzodiazepinen sind sehr unterschiedlich. In Dosisbereichen von 0,25–0,5 mg/kg Körpergewicht zeigt das Ketamin eine zuverlässige analgetische Wirkung bei Fehlen gravierender kardiovaskulärer und zentralnervöser Nebenreaktionen, die im wesentlichen auf die bei höheren Dosierungen zum Tragen kommenden sympathikomimetischen Eigenschaften zurückzuführen sind. Bei unseren Anwendungen von Ketamin/Flunitrazepam bei beatmeten Intensivpatienten sahen wir z. T. gravierende Anstiege des rechtsatrialen und des pulmonalarteriellen Druckes sowie eine Zunahme des intrakraniellen Druckes um im Mittel bis zu 50% über die Ausgangswerte vor Therapiebeginn. Besonders bei vorbestehenden Störungen dieser beiden Funktionsbereiche können sich hierdurch gravierende Auswirkungen ergeben.

Die erstaunlichen Interaktionen zwischen H_2-Blockern und hochdosierter Analgetika- und Sedativagabe beruhen offenbar auf Konkurrenzmechanismen zwischen den Substanzgruppen um Proteinbindung und Abbauvorgänge und haben uns veranlaßt, dem Phänomen der isolierten und meist reversiblen Bilirubinanstiege auch in anderen Intensivbereichen nachzugehen. Erfahrungen aus dem nichtoperativen Bereich belegen, daß nicht etwa Massentransfusion und direktes Bauchtrauma ausschlaggebend sind, sondern auch hier Medikamenteninteraktionen der beschriebenen Form vorlagen. Mit dem Absetzen der H_2-Blocker kam es in keinem einzigen Fall mehr zu diesen Veränderungen, ohne daß es zu einer Zunahme gastrointestinaler Blutungen gekommen wäre.

Die Diskussionen über endokrinologische Veränderungen durch Etomidatlangzeitanwendung, die nach einer Veröffentlichung von Ledingham und nach den Untersuchungen von Börner und anderen aufkamen und eine weitere Anwendung dieser Substanz trotz überlegener hirndrucksenkender, antikonvulsiver und sedierender Eigenschaften verhinderten, haben uns veranlaßt, die Auswirkungen der Analgosedierung mit Alfentanil/Midazolam und Fentanyl/Midazolam auf einige Parameter des endokrinen Status unserer Intensivpatienten zu untersuchen. Es zeigte sich in allen Fällen ein Verbleiben der Meßwerte innerhalb der physiologischen Grenzen, auch bei Langzeitanwendung der beschriebenen Substanzkombinationen.

Zusammenfassend erscheinen uns beide vorgestellte Analgosedierungsverfahren mit Alfentanil bzw. Fentanyl und Midazolam für eine Langzeitanwendung an beatmeten Intensivpatienten günstig zu sein. Obwohl aus theoretischen Erwägungen Einwände gegen die Verabreichung einer fixen Kombination aus analgetischer und sedativ-hypnogener Wirkkomponente gemacht werden können, erscheint uns hier ein praktikabler Kompromiß erreichbar zu sein zwischen den theoretisch zu fordernden getrennten Dosierungen beider Komponenten und der Praktikabilität einer gemeinsamen Verabreichung, die durch die sehr individuell anpaßbaren Dosierungsmöglichkeiten weitgehend auf unterschiedlichen Medikamentenbedarf und unterschiedliche Reaktionen auf die gegebenen Medikamente eingehen kann. In diesem Sinne sind auch die Vorteile zu verstehen, die wir den beiden vorgestellten Konzepten zugeordnet haben und die in gleicher oder ähnlicher Form bisher durch kein Regime der analgetischen und sedierenden Therapie für beatmete Intensivpatienten zu erreichen waren:

- jederzeit individuelle Anpassung der Sedierungstiefe,
- ausreichende analgetische Wirkkomponente,
- durch Bolusgabe jederzeit Vertiefung der Analgosedierung möglich,
- kurzfristige neurologische Beurteilbarkeit möglich,
- praktisch keine kardiovaskulären Nebenwirkungen,
- in niedriger Dosierung Spontanatmung möglich,
- Tachyphylaxie nur sehr gering ausgeprägt,
- nur geringe Auswirkungen auf die Darmtätigkeit,
- keine unmittelbaren organtoxischen Wirkungen,
- keine Kumulation oder Interaktionen mit anderen Medikamenten,
- retrograde Amnesie auch bei niedriger Dosierung,
- keine physische oder psychische Entzugssymptomatik bei Behandlungsende.

Literatur

Börner U, Gips H, Engel G, Hempelmann G (1984) Nebennierenrindeninsuffizienz durch Etomidat? Anaesthesist 33:457
Ledingham I McA, Watt I (1983) Influence of sedation on mortality in critically ill multiple trauma patients. Lancet I:1270

Beeinflussung des Hypophysen-Nebennierenrinden-Systems durch Langzeitanalgosedierung

E. Kochs, P. Bischoff, U. Rust und J. Schulte am Esch

Einleitung

Die Sedierung und Analgesie langzeitbeatmeter Intensivpatienten basiert trotz des im Rahmen von Anästhesien erreichten Kenntnisstandes bezüglich Pharmakokinetik und Pharmakodynamik vieler Anästhetika in erster Linie auf empirisch begründeten Erfahrungen. Die anhand weniger Medikamente an zum größten Teil organisch gesunden Patientenpopulationen erhobenen Daten lassen sich auf die Situation schwerkranker Patienten mit Multiorganversagen nicht oder nur mit großen Einschränkungen anwenden. Bei beatmeten intensivpflegebedürftigen Patienten wird eine Vielzahl unterschiedlicher und z. T. an Rezeptoren und Enzymsystemen konkurrierender Medikamente eingesetzt [2]. Medikamente, mit denen im Rahmen von Anästhesien große Erfahrungen gewonnen worden sind, können bei intensivbehandlungsbedürftigen Patienten zu unvorhersehbaren Komplikationen führen. Seit der Mitteilung von Ledingham u. Watt [13] über eine erhöhte Mortalität nach Langzeitinfusion von Etomidat in Kombination mit Morphin, werden die auf den meisten Intensivstationen üblichen Sedierungsschemata einer kritischen Überprüfung unterzogen. Da sich die in der Mehrzahl mit hohen Dosierungen verabreichten Sedativa/Analgetika hinsichtlich Morbidität und Mortalität nicht unbedingt neutral verhalten, muß für deren Einsatz auf der Intensivstation eine rationale Basis geschaffen werden.

Ein Aspekt betrifft hierbei die medikamentöse Beeinflussung hormoneller Regelkreise. Da viele der bei Intensivpatienten eingesetzten Medikamente in den physiologisch subtil geregelten Hormonhaushalt eingreifen, können definierte Aussagen nur von Untersuchungen an einer großen, hinsichtlich äußerer Parameter (z. B. Krankheit, Alter, Geschlecht, Therapie) möglichst homogenen Patientenpopulation erwartet werden. Als ersten Schritt hierzu liefern Einzelverlaufsbeschreibungen wichtige Hinweise und Erkenntnisse hinsichtlich einer Beeinflussung des Hormonhaushaltes durch die eingesetzten Medikamente.

Im folgenden wird über das Verhalten von Hormonen des Hypophysen-Nebennierenrinden-Systems bei beatmeten posttraumatischen Patienten (ASA: III–IV) unter einer Langzeitanalgosedierung mit Fentanyl, Alfentanil sowie Ketamin in Verbindung mit Midazolam berichtet [8].

Methode

Bei insgesamt 51 Patienten wurden täglich (8.00 Uhr, 20.00 Uhr) die folgenden Hormonplasmaspiegel bestimmt: ACTH, Kortisol, Prolaktin, Aldosteron. Die zur Erzielung der klinisch angestrebten Analgosedierung eingesetzten Medikamente mit den jeweiligen Dosierungen sind aus Tabelle 1 ersichtlich. Alle Patienten wurden parenteral ernährt mit 20%igen bzw. 40%igen Glukose- sowie Aminosäurelösungen. Liquemin (10–220 IE/h) wurde ebenso wie Insulin (1–4 IE/h) als Dauerinfusion verabreicht, wobei die Blutzuckerwerte – mit dem Ziel, sie im Bereich von 100 bis 200 mg% zu halten – 2stündlich kontrolliert wurden. Dopamin wurde konstant in einer Dosierung von 3–6 $\mu g \cdot kg^{-1} \cdot min^{-1}$ infundiert. Bei 15 Patienten, die im Rahmen von septischen Zuständen bzw. Gasaustauschstörungen 1–2 g Methylprednisolon als Bolusinjektion erhielten, wurden die Hormonwerte für einen Zeitraum von 3 Tagen nicht in die Auswertung einbezogen. Die untersuchten Stoffwechselparameter sowie Elektrolyt-, Hämoglobin- und Hämatokritwerte wurden mindestens einmal täglich kontrolliert sowie arterielle und zentralvenöse Blutgasanalysen routinemäßig mindestens 3 mal bestimmt.

Ergebnisse

Anhand einiger Einzelbeispiele wird zunächst die Variation von Hormonwerten unter konstanter und variabler Sedierung dargestellt. Die starken Plasmaspiegelschwankungen aller untersuchten Hormone sind bei keinem Patienten auf eine erhaltene zirkardiane Rhythmik zurückzuführen und korrelierten nur teilweise zu Änderungen im eingesetzten Sedierungsregime. Abbildung 1 gibt für 12 Patienten typische, über den gesamten Beobachtungszeitraum gemessene Kortisolplasmawerte unter einer Sedierung mit Fentanyl/Midazolam wieder. Die für eine gesunde Normalpopulation gültigen Normwerte sind durch horizontale Linien dargestellt. Deutlich ersichtlich ist die große inter- und intraindividuelle Schwankungsbreite, wobei die meisten Werte innerhalb der Normgrenzen liegen. Von Interesse hierbei sind die unterhalb des Normbereiches liegenden Kor-

Tabelle 1. Mittelwerte und Bereiche der pro Tag eingesetzten Gesamtdosierungen sowie der hierunter meßbaren Medikamentenplasmaspiegel für Patienten unter Sedierung mit Fentanyl/Midazolam, Alfentanil/Midazolam, Ketamin/Midazolam

	Mittelwert [mg/24 h]	Plasmaspiegel [µg/l]	Bereich [mg/24 h]	[n]
Fentanyl/	7	10 ± 5	0,9– 11,3	31
Midazolam	157	410 ± 330	1,5– 325,6	
Alfentanil/	95	1604 ± 925	5,0– 148,0	12
Midazolam	270	2081 ± 1402	10,3– 610,2	
Ketamin/	1202	663 ± 424	328,0–2075,5	8
Midazolam	101	131 ± 86	18,2– 210,8	

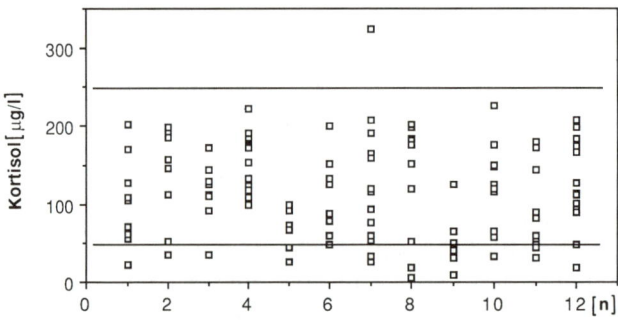

Abb. 1. Kortisolplasmawerte von 12 mit Fentanyl/Midazolam langzeitsedierten (≥ 5 Tage) posttraumatischen Intensivpatienten, die keine Kortikoidsubstitution erhielten. Die *horizontalen Linien* geben die für eine Normalpopulation geltenden oberen und unteren Grenzwerte an

tisolwerte, da im Rahmen von Langzeitsedierung über Kreislaufdepressionen bei medikamentös induzierter Nebennierenrindeninsuffizienz berichtet worden ist [1]. Ein Beispiel für die Reagibilität von ACTH und Kortisol bei reduzierter Fentanylmedikation wird in Abbildung 2 (62jähriger polytraumatisierter Patient) dargestellt. Unter einer Sedierung von Fentanyl 7,5 mg/24 h und Midazolam 150 mg/24 h liegen die Kortisolwerte bei noch normalen ACTH-Werten unter der unteren Normgrenze. Reduktion von Fentanyl bei beibehaltener Midazolamdosierung über einen Zeitraum von 3 Tagen läßt sowohl ACTH als auch Kortisol simultan ansteigen.

Abbildung 3 zeigt die Reaktion von Plasmakortisol bei einem Wechsel der zur Sedierung eingesetzten Medikamente von Fentanyl 0,3 mg/h in Kombination mit Midazolam 10 mg/h auf Ketamin 100 mg/h und Midazolam 4 mg/h. Die Kortisolplasmawerte liegen unter einer Sedierung mit Fentanyl/Midazolam konstant im Normbereich. Mit Beginn der Ketamininfusion erreichen diese jedoch hohe, bis über der oberen Normgrenze liegende Werte. ACTH (nicht eingezeich-

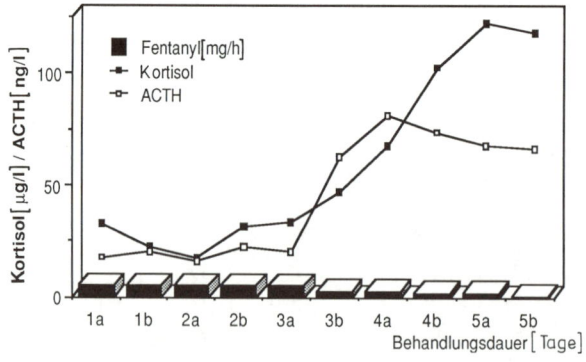

Abb. 2. Verläufe von ACTH und Kortisol über einen Beobachtungszeitraum von 5 Tagen bei einem 60jährigen polytraumatisierten Patienten unter Infusion mit Fentanyl/Midazolam. Bei konstanter Midazolaminfusion (120 mg/Tag) steigen ACTH und Kortisol unter Reduktion der Fentanyldosierung (6 mg/Tag, 1,3 mg/Tag) an

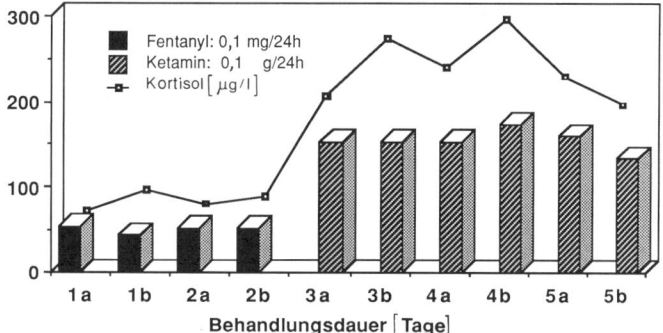

Abb. 3. Verhalten des Plasmakortisolspiegels bei einer 43jährigen beatmungspflichtigen Patientin (Z. n. Laparotomie) unter Wechsel in der Sedierung von Fentanyl (5,5 mg/Tag)/Midazolam (160 mg/Tag) auf Ketamin (1,5 g/Tag)/Midazolam (50 mg/Tag)

net) liegt über den gesamten Beobachtungszeit im Normbereich und zeigt keine zum Kortisol konkordanten Schwankungen.

Die für die Infusionsdauertherapie angegebenen Gesamtdosierungen (Tabelle 1) liegen außerhalb der für die Aufrechterhaltung von Narkosen geltenden Dosisbereiche, mit möglicherweise daraus entstehenden Risiken bezüglich Interaktionen, Toleranzentwicklung und Toxizität. Im Einzelfall können Reaktionen auftreten, die nach Einmalapplikation nicht beobachtet werden.

Die gemessenen Plasmaspiegel unter den gewählten Dosierungen sind in Tabelle 1 wiedergegeben. Hierbei werden die jenseits einer anscheinend rationalen Therapie liegenden Dosisbereiche deutlich, die um einen 2- bis 10fachen Faktor weit über den aus dem anästhesiologischen Bereich bekannten Plasmawerten liegen. Die nach klinischen Gesichtspunkten niedrigste, wenn auch immer noch als hoch einzustufende Midazolambegleitmedikation war offensichtlich bei der Kombination mit Ketamin notwendig, wobei dieses selbst mit Werten über 800 µg/l sehr hohe Werte erreichte. Die Plasmaspiegel der Ketaminmetaboliten Norketamin und Dehydronorketamin, die selbst ebenfalls eine anästhetische Potenz besitzen [3, 18], liegen noch um das 2- bis 5fache höher.

Die gemittelten Plasmaspiegel der gemessenen Hormone in den verschiedenen Patientengruppen gibt Abbildung 4 a, b wieder. Die statistische Testung erfolgte nach Varianzanalyse (ANOVA) und Scheffé-Test jeweils gegenüber den Werten der anderen Gruppen. Hinsichtlich des gemittelten Verhaltens von Prolaktin und Aldosteron zeigen alle Patienten kein statistisch signifikant differierendes Verhalten bei Vorliegen von Normalwerten. Unterschiede zeigen sich jedoch im Verhalten von Plasma-ACTH und Kortisol zwischen den beiden Gruppen mit Opioid- bzw. Midazolammedikation und der Ketamin- bzw. Midazolamgruppe. Unter einer Sedierung mit Fentanyl bzw. Alfentanil in Kombination mit Midazolam ergeben sich für ACTH und Kortisol zwar überwiegend Werte im Normbereich, die jedoch, wie die große Schwankungsbreite zeigt, im Einzelfall auch subnormale Bereiche erreichen können. Für die Ketamingruppe hingegen finden sich konstant hohe Kortisolwerte bei gegenüber den beiden anderen Gruppen nicht signifikant unterschiedlichen ACTH-Werten.

a

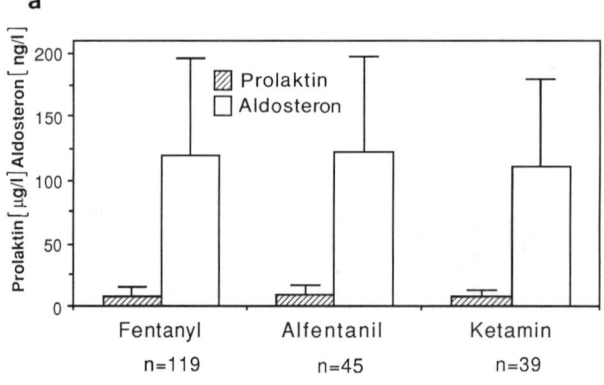

b

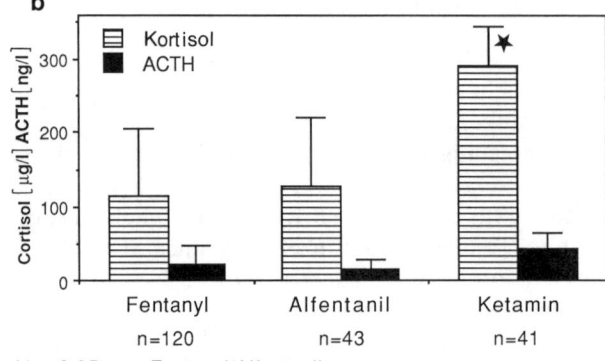

✱ p<0,05 vs. Fentanyl/Alfentanil

Abb. 4a, b. Darstellung der gemittelten Hormonplasmawerte in den einzelnen Gruppen unter einer Sedierung mit Fentanyl/Midazolam; Alfentanil/Midazolam; Ketamin/Midazolam, (*p ≥ 0,05 Scheffé-Test). **a** Prolaktin-, Aldosteronplasmaspiegel, **b** ACTH-, Kortiolplasmaspiegel

Diskussion und Schlußfolgerungen

Im Gegensatz zu imidazolenthaltenden hypnotisch/sedierend wirkenden Medikamenten wie z. B. Etomidat [16] hemmt offenbar keines der hier untersuchten Medikamente die adrenerge Steroidsynthese, da kein reaktiver ACTH-Anstieg festgestellt wurde. Unter ausschließlicher oder überwiegender Midazolammedikation besteht eine normale adrenerge Reagibilität bei erloschenem zirkardianen Rhythmus [14], obwohl Midazolam auch eine Imidazolringstruktur besitzt. Wie anhand von Probandenuntersuchungen festgestellt wurde, dämpfen Opiate und Opioide bei in Streßsituationen erhaltener Reagibilität möglicherweise über einen zentralen Wirkmechanismus ACTH und Kortisol [5]. Inwieweit dieser Effekt unter den eingesetzten hohen Dosierungen auf Intensivpatienten übertragen werden kann, bedarf weiterer Untersuchungen. Jedoch weisen die bei einzelnen Patienten gefundenen subnormalen Werte für ACTH und Kortisol, die bei reduzierter Dosis reversibel waren, auf einen ähnlichen Mechanismus hin [7].

Ketamin führt zu einer sog. dissoziativen Anästhesie mit einer funktionellen und elektrophysiologischen Entkopplung zwischen thalamoneokortikalen und limbischen Systemen [4]. Aufgrund seiner minimalen Toxizität wird Ketamin zunehmend in das Sedierungsregime bei polytraumatisierten Patienten einbezogen [12]. Zur Vermeidung überschießender kardiovaskulärer Reaktionen sowie unangenehmer psychomimetischer Reaktionen wird eine Kombination mit einem Benzodiazepin empfohlen [9, 10], wobei betont werden soll, daß diese Untersuchungen nicht bei langzeitsedierten Intensivpatienten durchgeführt worden sind. Aufgrund einer vergleichbaren 2b-Eliminationshalbwertszeit bietet sich Midazolam für eine Kombination mit Ketamin an. Im Gegensatz zu Berichten über Abfälle des mittleren arteriellen Blutdruckes nach Ketaminapplikation bei schwerkranken Patienten [17] wiesen in unseren Untersuchungen alle Patienten der Ketamingruppe eine bemerkenswerte hämodynamische Stabilität auf. Inwieweit die unter Ketamin-Midazolamsedierung gefundenen hohen bis über der Normgrenze liegenden Kortisolplasmawerte mit erhöhten Katecholaminspiegeln [6] einhergehen, muß durch weitere Untersuchungen geklärt werden. Im Rahmen von Narkosen wurde beschrieben, daß Benzodiazepine eine durch Ketamin hervorgerufene kardiovaskuläre Stimulation mit Anstieg der Katecholaminplasmaspiegel abschwächen [11] können. Bislang bleibt ebenfalls unklar, ob Ketamin in der Langzeitanwendung bei Intensivpatienten zu einem gesteigerten kardialen Metabolismus mit Zunahme der Sauerstoffextraktion führt. Tierexperimentelle Studien konnten einen gesteigerten koronaren Blutfluß mit Zunahme des myokardialen Sauerstoffverbrauchs belegen, wobei die Sauerstoffextraktion konstant blieb [15].

Die unter den gewählten Opioid-/Benzodiazepinmedikationen gemessenen Hormonplasmawerte können als tolerabel bis wünschenswert eingestuft werden, wenn durch fortlaufende Kontrolle sichergestellt ist, daß keine anhaltend subnormalen Plasmaspiegel bestehen. Auch bei Patienten mit niedrigen ACTH- und Kortisolplasmaspiegeln konnte keine Korrelation des klinischen Verlaufs im Sinne einer Addisonkrise festgestellt werden. Obwohl ACTH und Kortisol keine „Streßparameter" darstellen, sind die gefundenen Werte offenbar Ausdruck einer gewünschten Abschirmung.

Literatur

1. Allolio B, Stuttmann R, Winkelmann W, Fischer H, Leonhardt V (1984) Effects of etomidate on adrenocortical function. Acta Endocrinol (Copenh) 264:115
2. Buchanan N, Cane RD (1978) Drug utilization in a general intensive care unit. Intensive Care Med 4:75
3. Cohen ML, Chan SL, Bhargava HN (1974) Inhibition of mammalian brain acetylcholinesterase by ketamine. Biochem Pharmacol 23:1647
4. Corssen G, Miyasaka M, Domino EF (1968) Changing concepts in pain control during surgery: Dissociative anesthesia with CI-581. Anesth Analg 47:746
5. Doenicke A (1986) Langzeitsedierung des Intensivpatienten – Behandlung mit Opioiden. In: Schulte am Esch J (Hrsg) Langzeitsedierung des Intensivpatienten. Zuckschwerdt, München Bern Wien, S 14
6. Dowdy EG, Kaya K (1968) Studies of the mechanism of cardiovascular responses to CI-581. Anesthesiology 29:613

7. Kochs E, Bause H, Schulte am Esch J (1986) Hormone des Hypophysen-NNR-Systems unter Langzeitsedierung mit Benzodiazepinen in Kombination mit Analgetika. In: Schulte am Esch J (Hrsg) Benzodiazepine. Springer, Berlin Heidelberg New York Tokyo (Anaesthesie und Intensivmedizin, Bd 243)
8. Kochs E, Bischoff P, Rust U, Schulte am Esch J (1987) Beeinflussung des Hypophysen-NNR-Systems durch Langzeitanalgosedierung. Anaesthesist [Suppl] 36:202
9. Korttila K, Levanen J (1978) Untoward effects of ketamine combined with diazepam for supplementing conduction anaesthesia in young and middle-aged adults. Acta Anaesthesiol Scand 22:640
10. Kothary SP, Zsigmond EK (1977) A double-blind study of the effective antihallucinatory doses of diazepam prior to ketamine anesthesia. Clin Pharmacol Ther 21:108
11. Kumar SM, Kothary SP, Zsigmond EK (1978) Plasma free norepinephrine and epinephrine concentrations following diazepam-ketamine induction in patients undergoing cardiac surgery. Acta Anaesthesiol Scand 22:593
12. Langrehr D, Miranda DR, Stoutenbeek CP, Zandstra DF, Saene HKF von (1986) Ketamin-Benzodiazepin-Kombination zur Sedierung von Intensivpatienten. In: Schulte am Esch J (Hrsg) Langzeitsedierung des Intensivpatienten. Zuckschwerdt, München Bern Wien, S 46
13. Ledingham IMcA, Watt I (1983) Influence of sedation on mortality in critically ill multiple trauma patients. Lancet I:1270
14. Shapiro JM, White PF, Sladen RN, Westphal LM, Rosenthal MH (1985) Midazolam infusion in critically ill patients – Effect on adrenal function. Anesthesiology 63:A149
15. Smith G, Thorburn J, Vance JP (1979) The effects of ketamine on the canine coronary circulation. Anaesthesia 34:555
16. Wagner RL, White PF, Rosenthal WH, Feldman D (1984) Inhibition of adrenal steroidgenesis by the anesthetic etomidate. N Engl J Med 310:1415–1421
17. Waxman K, Shoemaker Wc, Lippmann (1980) Cardiovascular effects of anesthetic induction with ketamine. Anesth Analg 59:355
18. White PF, Johnston RR, Pudwill CR (1975) Interaction of ketamine and halothane in rats. Anesthesiology 42:179

Das zentralanticholinerge Syndrom und dessen Differentialdiagnose

J. Rupreht, B. Dworacek und W. Erdmann

Einleitung

Die meisten Sedativa, Analgetika und Anästhetika, die notwendigerweise während einer Allgemein- und Lokalanästhesie oder auf der Intensivstation eingesetzt werden, haben zentralanticholinerge Effekte. Auch viele pathophysiologische Störungen sind für das Entstehen des zentralanticholinergen Syndroms (ZAS) verantwortlich. Das Problem ist, daß bis zum gegenwärtigen Zeitpunkt die Diagnose des ZAS allein auf der Beobachtung klinischer Bilder basiert. Doch ist es auch möglich, differentialtherapeutisch die Diagnose eines ZAS zu stellen, wenn nach Gabe eines zentralwirksamen Cholinesterasehemmers eine klinische Verbesserung beobachtet werden kann. Symptome und Zeichen eines ZAS sind somit von anderen Ursachen eines gestörten Verlaufs der Aufwachphase oder der Erholung auf der Intensivstation zu unterscheiden. Das ZAS kann dann entsprechend mit einem zentralwirksamen Cholinesterasehemmer, z. B. Physostigmin, behandelt werden.

Ätiologie und Entstehungsmechanismus

In allen Teilen des Gehirns werden erregende und hemmende neuroneuronale cholinerge Synapsen gefunden. Die Funktionsabläufe an diesen Synapsen können durch Gabe von zentralwirksamen Anticholinergika blockiert oder erheblich beeinträchtigt werden, wenn Substanzen gegeben werden, die die Freisetzung oder den Abbau von Acetylcholin beeinflussen. Weiterhin finden wir Substanzen ohne primäre anticholinerge Eigenschaften, die die zentralcholinerge Aktivität auf indirektem Wege vermindern, und zwar durch Modulation der Wirkung von anderen Transmittern wie z. B. GABA, wodurch dann wiederum die cholinerge Aktivität modifiziert wird. Somit kann eine große Anzahl von sehr stark variierenden klinischen Zeichen und Symptomen zentralanticholinerger Aktivität gesehen werden.

Vigilanz, Reaktionsfähigkeit und psychisches Verhalten hängen in hohem Grade von der spontanen und sich repetierenden Aktivität der Hirnrinde ab. Diese Aktivität wird durch Acetylcholin vergrößert, wobei diese Prozesse von der Aktivität eines aszendierenden cholinergen Systems abhängig sind, das sog. *retikuläre stimulierende System* („reticular arousal system") [8]. Die die Aufmerksamkeit erhöhenden Antworten auf verschiedene Reize werden durch anticholinerge Substanzen gehemmt (z. B. Atropin) und stimuliert durch zentralwirksame

Substanzen (z. B. Physostigmin) [16]. Eine teilweise oder vollständige anticholinergische Blockierung der ankommenden Information resultiert in veränderter Antwort auf externe Reize. Postoperativ wird dies z. B. dadurch deutlich, daß bei vorhandenem Schmerz Ruhelosigkeit oder bei erhöhter Sekretion im Larynx-Pharynx-Bereich Laryngospasmus auftritt. Ein Patient bei vollem Bewußtsein bewegt sich normalerweise nicht übermäßig viel, und eine erhöhte Sekretion wird mit Husten und Schlucken beantwortet.

Zentralwirksame Anticholinergika können die Gedächtnisleistung erheblich beeinflussen, wobei i. allg. Amnesie und Konzentrationsschwäche auftreten. Die Ursache ist entweder eine Blockierung der zentralmuskarinen Synapsen mit anticholinergen Substanzen oder eine verminderte Acetyltransferaseaktivität mit entsprechender Erniedrigung des Acetylcholinspiegels in der hippokampalen Formation [12]. Weiterhin können gewisse Anästhetika die Acetylcholinfreisetzung im Gehirn vermindern [7].

Neuere Untersuchungen suggerieren, daß die zentralanticholinerge Aktivität einerseits ein entscheidender Faktor der Streßantwort ist und andererseits auch eine bedeutende Rolle in der Pathophysiologie des Bluthochdrucks spielt [6]. Weiterhin ist gezeigt worden, daß Physostigmin eine zentralinduzierte hämodynamische Stimulation verursacht, die zur Peripherie hin über das sympathische System übermittelt wird [18].

Für den Kliniker ist es wichtig zu wissen, daß eine Erhöhung des Acetylcholinspiegels im Gehirn den zentralen anticholinergen Wirkungsmechanismus und die Atemdepression durch Opiate antagonisiert [20]. Während das Bewußtsein des Patienten sich aufklärt, nimmt die üblicherweise vorhandene postoperative Schmerzempfindlichkeit nicht ab, sondern eher zu [19]. Der zentralmuskarine cholinerge Mechanismus spielt weiterhin eine Rolle bei den Funktionsabläufen im Bahnensystem der opioidartigen Streßanalgesie, was in Experimenten mit Ratten deutlich nachgewiesen werden konnte [9].

Heute wird angenommen, daß Acetylcholin beim Zustandekommen der Mechanismen, die den anästhetischen Zustand hervorrufen, eine Rolle spielt [4]. Jedoch besteht begründeter Zweifel, ob die Blockade der zentralen cholinergen Übertragung wirklich notwendig ist, um einen anästhetischen Narkosezustand zu erreichen [3]. In Experimenten mit Hunden konnte festgestellt werden, daß Physostigmin eine dosisabhängige Verminderung des notwendigen MAC-Wertes während einer Halothananästhesie hervorruft [5]. Diese Untersuchungen unterstützen die Auffassung, daß die zentralanticholinergen Symptome, die bei Patienten in der postoperativen Periode beobachtet werden (Tabelle 1), als unerwünschte Nebeneffekte der verwendeten Medikamente anzusehen sind und darum eine geeignete Behandlung angezeigt ist.

Zeichen und Symptome

Das klinische Bild des ZAS besteht im wesentlichen aus zentralen Zeichen, die sich in der Verhaltensweise des Patienten niederschlagen: Somnolenz, Verwirrung, Amnesie, Agitation, Halluzination, Dysarthrie, Ataxie, Delirium, stuporöses Verhalten und Koma (Tabelle 1). Besonders das Erkennungsvermögen ist

Tabelle 1. Zeichen und Symptome des ZAS

Zentral	
Agitation	Störung der emotionellen Stabilität
Amnesie	Störung der Muskelkoordination
Ataxie	Übelkeit, manchmal Erbrechen
Asynergie	Hyperpyrexie (zentralinduziert)
Getrübtes Bewußtsein	Hyperalgesie
Konfusion	Verminderte Reaktionsfähigkeit
Aufgeregtheit	EEG-Dissoziationsverhalten
Somnolenz	Konvulsionen
Koma	Verminderte Konzentrationsfähigkeit
Verhaltensstörungen	Stimulation/Depression der Atmung
Halluzination	Müdigkeit/Schwäche/Sedation
Illusionen, Desillusionen,	Stereotype Bewegungen
Surrealistische Wahrnehmungen	Mittel- bis langzeitige Beeinträchtigung
Delirium	des Denkvermögens
Peripher	
Trockener Mund	Verzerrtes Nahgesichtsfeld
Trockene Haut	Mydriasis, Zykloplegie
Durst	Photophobie
Verlangsamte Herzfrequenz	Gestörte Sprache
(niedrigdosiert Atropin)	Schwierigkeit bei der Miktion
Tachykardie, Palpitation	Verminderte Darmmotilität
(hochdosiert Atropin)	Diffus gerötete Haut
Herzarrhythmie	Hyperpyrexie (periphere Genese)

gestört und reduziert, speziell die Beziehung zu Raum und Zeit. Patienten in der postoperativen Phase und auf der Intensivstation können sehr oft den Anschein erwecken, bei vollem Bewußtsein zu sein, aber sie bleiben unruhig und erkundigen sich wiederholt nach dem Ort, wo sie im Augenblick sind, und den zeitlichen Gegebenheiten. Sehr unruhige und unkooperative Patienten, die in Wirklichkeit an einem Kurzzeitgedächtnisdefizit leiden, fallen auch in diese Kategorie.

Periphere anticholinerge Zeichen, die das ZAS begleiten (Tabelle 1), sind trockener Mund, trockene Haut, Veränderungen im Herzrhythmus, visuelle Störungen und Schwierigkeiten beim Urinieren. Identische Dosen von Anticholinergika können bei den Patienten völlig unterschiedliche Symptome hervorrufen, je nach individueller Empfindlichkeit gegenüber Pharmaka.

Die verschiedenen Zeichen eines bestehenden ZAS können insgesamt das klinische Bild entweder von vorwiegend Hyperaktivität oder vorwiegend Depression ergeben. Die Unterteilung in diese 2 verschiedenen Erscheinungsbilder des ZAS ist eine sehr brauchbare Hilfe bei der Diagnose geworden.

Zentrale Hyperpyrexie wurde als ein wichtiges Symptom des ZAS beschrieben [17]. Diese seltene, aber sehr gefährliche Komplikation kann sich unbemerkt entwickeln, v.a. bei Patienten mit schon vorher bestehendem Fieber. Das Temperaturregulationszentrum im rostralen Teil des Hypothalamus enthält zahlreiche cholinerge Synapsen [2], die u.U. durch Anticholinergika blockiert werden können und damit eine Störung der Rückkopplungsmechanismen von Temperaturverlusten hervorrufen.

ZAS-verursachende Pharmaka

Zahlreiche Pharmaka lösen eine Zunahme der zentralen anticholinergen Aktivität aus. Das ZAS entwickelt sich entweder dann, wenn die Rezeptoren von zentralanticholinergen Synapsen durch bestimmte Pharmaka so besetzt werden, daß Acetylcholin nicht mehr angreifen kann, oder, wenn durch andere Pharmaka die Acetylcholinfreisetzung so vermindert wird, daß Depolarisation nicht mehr stattfindet. Das ZAS kann somit ausgelöst werden durch Gabe von Belladonnaalkaloiden, Antidepressiva, Antihistaminika, Antipsychotika, Anti-Parkinson-Mitteln, Benzodiazepinen, vielen Anästhetika und durch Gebrauch der meisten verbotenen psychoaktiven Drogen:

Pharmaka und chemische Verbindungen, die das zentralanticholinerge Syndrom hervorrufen

Antidepressiva	Belladonnaalkaloide
Antihistaminika	Opioide
Antipsychotika	Nervengifte für chemische Kriegsführung
Antispasmodika	Beruhigungsmittel (Benzodiazepine)
Anti-Parkinson-Mittel	Halluzinogene (LSD, Ketamin,
Anästhetika (einschließlich	Meskalin, Psilocybin)
gasförmige Anästhetika)	

Verschiedene Pflanzengifte können ebenfalls ZAS-Symptome hervorrufen. Nervengifte für Kriegszwecke, wie z. B. der Glykolatester Ditran, haben die Eigenschaft, das zentralcholinerge Übertragungssystem zu blockieren [11], und rufen damit Verhaltensveränderungen hervor, die zum Bild des ZAS passen. Weil Opfer dieser Substanzen vorübergehend funktionsunfähig werden („incapacitated"), werden diese Substanzen meistens unter dem Begriff Funktionsausschalter („incapacitants") zusammengefaßt.

Alle anticholinergen Substanzen mit einer tertiären Aminstruktur sind fettlöslich und können ohne Probleme die Blut-Hirn-Schranke überschreiten. Atropinsulphat und Scopolaminhydrobromid sind solche Substanzen. Ihre methylierten Abkömmlinge haben demgegenüber eine quartäre Aminstruktur und sind damit nicht fettlöslich und zeigen deshalb auch keine zentralen Effekte. In der modernen Praxis der Anästhesie werden allein nur peripher angreifende anticholinerge Wirkungseffekte als brauchbar angesehen, deshalb sollte man noch quartäres Atropin oder Scopolamin gebrauchen anstatt der tertiären Schwesterverbindungen.

Das ZAS entwickelt sich, wenn die Acetylcholinrezeptoren von zentralen cholinergen Synapsen durch bestimmte Substanzen besetzt werden, aber auch aufgrund von mangelhafter Acetylcholinfreisetzung. Die Freisetzung von Acetylcholin kann durch eine große Anzahl verschiedenartiger Prozesse beeinträchtigt werden, so z. B. durch Administration von Morphin oder Pethidin [7] oder während Anästhesie mit Halothan, Enfluran oder Ketamin [13]. Phenobarbital erniedrigt die spontane und evozierte Acetylcholinfreisetzung schon bei normalen anästhetischen Konzentrationen [10]. Diese Effekte von Anästhetika auf den Acetylcholinmetabolismus können im gesamten Gehirn vorkommen, aber auch auf wenige Regionen beschränkt bleiben. Der Mechanismus, aufgrund dessen gasförmige und nichtgasförmige Anästhetika Symptome von zentralcholinerger Blockade hervorrufen, konnte bis heute noch nicht bis ins letzte geklärt werden. Jedoch lassen die positiven Erfolge nach einer Behandlung mit Physostigmin, den Rückschluß zu, daß allgemeine Anästhesie den cholinergen Übertragungsmechanismus u. U. inhibieren kann.

Differentialdiagnose

Die zentralen anticholinergen Effekte resultieren in einer sehr komplexen Symptomatologie, die sehr schwierig zu erkennen und zu klassifizieren ist, insbesondere in der postoperativen Periode. Es gibt keine allgemeine Regel, die es erlaubt, den postoperativen Effekt von verschiedenen Substanzen vorauszusagen. Es ist allgemein bekannt, daß Scopolamin die Funktionsfähigkeit des Patienten beeinträchtigen kann. Eine unkontrollierte motorische Unruhe, die häufig in älteren Patienten gesehen wird, kann auch ein Anzeichen sein für eine teilweise zentrale Depression. Sowohl das Vorhandensein von Schmerz, präoperativ bestehender Angst sowie Unruhe und nachwirkenden Effekten anderer Substanzen als auch Veränderungen in dem physiologischen Verhaltensmuster des Patienten können das klinische Bild von gestörter zentralcholinerger Übertragung erheblich modifizieren.

Die postoperativen zentralanticholinergen Symptome können Stunden bis Tage anhalten, aber sie können auch die Hauptursache für eine vorübergehende Beeinträchtigung des Geisteszustandes von Patienten sein, die manchmal in den ersten postoperativen Wochen beobachtet wird. [15].

Zeichen von ZAS sind manchmal die gleichen oder identisch mit Symptomen anderer Ursachen, die die Erholung von der Anästhesie beeinträchtigen können. Zum Beispiel kann postoperatives Koma und eine verzögerte Aufwachperiode nach der Anästhesie mit Unruhe auf eine Überdosis von Anästhetika oder auf eine Veränderung im pharmakokinetischen Verhalten z. B. durch erniedrigten Metabolismus oder verzögerte Ausscheidung hindeuten. Weiterhin können zahlreiche unterschiedliche Zustände von ZAS durch metabolische Störungen ausgelöst werden und auch durch Veränderungen in den Serumkonzentrationen von Elektrolyten und Glukose. Ein veränderter Säure-Basen-Haushalt kann auch das Bewußtsein beeinflussen. Hypoxie, Hyper-/Hypocarbie, Hyperthermie und Hypothermie des Gehirns sowie Hormonstörungen und Dehydrierung beeinflussen die Bewußtseinslage und das Verhalten. Neurologischer Schaden als Folge von Chirurgie, Embolie, Hämorrhagie oder Trauma kann ebenfalls ZAS-ähnliche Bilder hervorrufen. In Anbetracht der Tatsache jedoch, daß die meisten Anästhetika und Sedativa höchstwahrscheinlich mit einem normalen Ablauf der zentralen cholinergen Übertragung interferieren, ist auf jeden Fall anzuraten, die Möglichkeit zu erwägen, daß eine gestörte Erholung von der Anästhesie teilweise oder vollständig durch ein ZAS verursacht sein kann und hierauf hinweist.

Die Diagnose des ZAS wird häufig durch den Ausschluß anderer möglicher Ursachen gestellt. Die spezifische Diagnose erfolgt erst dann, wenn eine positive therapeutische Antwort auf die Gabe eines zentralwirksamen Cholinesterase-hemmers beobachtet wurde.

Leider kann z. Z. die Diagnose des ZAS auch nicht mit Hilfe von Meßinstru-menten gesichert werden. So wurde z. B. vorgeschlagen, Elektroenzephalogra-phie zur Sicherung der Diagnose durchzuführen, aber diese ist unzuverlässig, und es besteht wenig Korrelation zwischen Änderungen im EEG und dem kli-nisch observierten Verhalten [1, 14].

Schlußfolgerung und Empfehlungen

Eine große Anzahl von Patienten wird davon profitieren, wenn die im Aufwach-raum und auf der Intensivstation tätigen Anästhesisten soweit geschult sind, daß sie das Vorhandensein eines ZAS frühzeitig erkennen und entsprechend behan-deln können. Weiterhin kann die Häufigkeit, mit der postoperatives ZAS ent-steht, bedeutend vermindert werden, wenn die folgenden Empfehlungen als ein kombiniertes Paket von Maßnahmen zur Vermeidung von ZAS befolgt wer-den:

1) Vermeide die Gabe von zentralwirksamen Anticholinergika wie z. B. Atropin-sulphat, Scopolaminhydrobromid oder Promethazin.
2) Vermeide den Gebrauch von Anästhetika, die für ihre Tendenz, ZAS auszu-lösen, bekannt sind.
3) Gebrauche allein peripher wirksame Anticholinergika, wie z. B. Methylatro-pin oder Glykopyrrolat.
4) Werde großzügiger im Gebrauch von zentralwirksamen Cholinesterasehem-mern.

Literatur

1. Commin P, Bismuth C, Gaultier M, Mellerio F (1978) Apport de la corrélation électroen-céphalographieclinique à l'activité cholinergique centrale de la physostigmine. Agressologie 19:287-292
2. De Maar EJW (1956) Site and mode of action in the central nervous system of some drugs used in the treatment of Parkinsonism. Arch Int Pharmacodyn Ther 105:349-365
3. Dworacek B, Rupreht J (1984) Is central cholinergic blockade essential for the anaesthetic state? Eur J Anaesthesiol 1:154P-155P
4. Hanin I (1978) Anesthetics and central cholinergic function – a perspective. Anesthesiology 48:1-3
5. Horrigan RW (1978) Physostigmine and anesthetic requirement for halothane in dogs. An-esth Analg 57:180-185
6. Janowsky DS, Risch SC, Huey L, Judd LE, Rausch J (1983) Central physostigmine-induced cardiovascular and behavioral changes: Toward an acetylcholine hypothesis of stress. Psy-chopharmacol Bull 19:675-681
7. Jhamandas K, Phillis JW, Pinsky C (1971) Effects of narcotic analgesics and antagonists on the in vivo release of acetylcholine from the cerebral cortex of the cat. Br J Pharmacol 43:53-66
8. Krnjević K (1969) Central cholinergic pathways. Fed Proc 28:113-120

9. Lewis JW, Cannon JT, Liebeskind JC (1983) Involvement of central muscarinic cholinergic mechanisms in opioid stress analgesia. Brain Res 270:289–293

10. Little JH, Paton WDM, SMith EB (1980) Effects of anesthetics and of helium pressure on acetylcholine release. In: Fink BR (ed) Molecular mechanisms of anesthesia. New York (Progress in Anesthesiology, vol 2, pp 457–461)

11. Longo VG (1966) Behavioral and electroencephalographic effects of atropine and related compounds. Pharmacol Rev 18:965–966

12. Micheau J, Destrade J, Jaffard R (1985) Physostigmine reverses memory deficits produced by pretraining electrical stimulation of the dorsal hippocampus in mice. Behav Brain Res 15:75–81

13. Ngai SH, Cheney DL, Finck AD (1978) Acetylcholine concentrations and turnover in rat brain structures during anesthesia with halothane, enflurane and ketamine. Anesthesiology 48:4–10

14. Pichlmayr I, Lips U (1980) Atropin-Effekte im Elektroenzephalogramm. Anaesthesist 29:249–253

15. Riis J, Lomholt B, Haxholdt O, Kehlet H, Valentin N, Danielsen U, Dyrberg V (1983) Immediate and longterm mental recovery from general versus epidural anaesthesia in elderly patients. Acta Anaesthesiol Scand 27:44–49

16. Rinaldi F, Himwich HE (1955) Alerting responses and actions of atropine and cholinergic drugs. AMA Arch Neurol Psychiatry 73:387–395

17. Rupreht J, Dworacek B (1976) Central anticholinergic syndrome in anesthetic practice. Acta Anaesthesiol Belg 27:45–60

18. Varagic V (1955) The action of eserine on the blood pressure of the rat. Br J Pharmacol 19:451–457

19. Weinstock M, Erez E, Roll D (1981) Antagonism of the cardiovascular and respiratory depressant effect of morphine in the conscious rabbit by physostigmine. J Pharmacol Exp Ther 218:504–508

20. Weinstock M, Davidson JT, Rosin AJ, Schnieden H (1982) Effect of physostigmine on morphine-induced postoperative pain and somnolence. Br J Anaesth 54:429–432

Antagonisierung von Analgetika und Benzodiazepinen

P. M. Lauven

Intensivpatienten werden im Regelfall durch Analgetika von ihren Schmerzen befreit und durch Sedativa von der Umgebung abgeschirmt. Dazu werden heute bevorzugt Opiate und Benzodiazepinderivate eingesetzt. Im Gegensatz zur Anästhesie, bei der die Antagonisierung der Anästhetikawirkung wenn nicht die Regel, so doch häufig geübte klinische Praxis ist, ist in der Intensivmedizin die Antagonisierung weniger üblich. Dennoch kann manchmal eine Antagonisierung der applizierten Sedativa und Analgetika erforderlich oder zumindest wünschenswert sein. Dies ist z. B. dann der Fall, wenn die durch Opiate und/oder Benzodiazepinderivate hervorgerufene Vigilanzminderung von Bewußtseineintrübungen und Atemstörungen anderer Genese differenziert werden soll. Weiterhin ist unmittelbar einsichtig, daß die Phase erheblicher Vigilanzeinschränkungen nach hochdosierter Opiat- und Benzodiazepinapplikation durch eine repetitive oder evtl. sogar kontinuierliche Antagonisierung deutlich verkürzt werden kann [4]. Dies kann z. B. bei der Behandlung von Tetanus, Polytrauma oder Verbrennungen oder auch nach suizidaler oder akzidenteller Intoxikation erforderlich bzw. erwünscht sein.

Als Antidots der Analgetika vom Opiattyp und der Benzodiazepine interessieren v. a. solche Substanzen, die eine Depression zerebraler Funktionen, besonders von Atmung und Bewußtsein, aufheben oder zumindest abmildern können, ohne daß erwünschte Effekte wie Amnesie oder Analgesie ebenfalls antagonisiert werden.

Funktionelle Antagonisten der Analgosedierung

Als unspezifische funktionelle Stimulanzien wurden v. a. die seit langem bekannte Pharmakongruppe der Analeptika z. B. *Doxapram* und *Amiphenazol* sowie z. T. *4-Aminopyridin* und *Physostigmin* eingesetzt.

Analeptika stimulieren dosisabhängig alle Ebenen des ZNS [5]. Neben der Weckwirkung ist v. a. die Stimulation des Atemzentrums von Bedeutung, die sowohl durch direkten zentralen Angriff als auch im Falle des Doxaprams durch Steigerung der Empfindlichkeit der peripheren Chemorezeptoren erzielt wird [17]. Die modernen Analeptika Amiphenazol und Doxapram bieten daher prinzipiell den faszinierenden Ausblick, die durch Opiate bedingte Atemdepression unspezifisch und ohne Beeinträchtigung der Analgesie aufheben zu können. Allerdings lassen die Nebenwirkungen auf Vegetativum und Kreislauf im Sinne einer erhöhten Druckbelastung des Herzens und eines gesteigerten myokardialen Sauerstoffbedarfs eine generelle Anwendung der Analeptika nicht geboten erscheinen [2].

4-Aminopyridin bietet im Prinzip, evtl. in Kombination mit Cholinesterase-hemmern, interessante Ausblicke. Die Substanz erhöht durch verstärkte Acetyl-cholinfreisetzung aus der präsynaptischen Nervenendigung im ZNS das Ange-bot an Acetylcholin. Die Verbesserung der cholinergen Transmission bedingt dann die Erhöhung der Vigilanz. Wegen unerwünschter Nebenwirkungen ist diese Substanz jedoch nicht allgemein verfügbar [1].

Physostigmin ist ein seit mehr als 100 Jahren bekannter Cholinesterasehem-mer, der in einer Dosis von 1 bis 2 mg zur Therapie des zentralen anticholiner-gen Syndroms eingesetzt wird. Die Substanz hebt das Vigilanzniveau durch eine Aktivierung der cholinergen Transmission in zerebralen Synapsen sowie durch eine unspezifische analeptische Stimulation muskarinischer Rezeptoren im ZNS [9, 18]. Nebenwirkungen durch Physostigmin (insbesondere Bradykardie, ver-mehrter Speichelfluß und profuser Schweißausbruch) treten v. a. bei solchen Pa-tienten auf, die nicht unter der Wirkung anticholinerger Pharmaka standen oder für die die Physostigmindosis zu hoch gewählt wurde.

Kompetitive Opiatantagonisten

Von den kompetitiven, rezeptorspezifischen Opiatantagonisten hat hauptsäch-lich *Naloxon* seine Effizienz bewiesen. Partielle Agonistantagonisten wie *Bupre-norphin* werden in der Intensivmedizin mehr als Agonisten und weniger als An-tagonisten eingesetzt. Die Übergänge vom reinen Antagonisten wie *Naloxon* und *Naltrexon* über partielle Agonist-Antagonisten wie *Pentazocin, Buprenorphin* und *Nalbuphin* bis hin zu den reinen Agonisten wie *Morphin, Fentanyl* und *Alfentanil* sind jedoch fließend.

Die Antagonisierung der Opiatwirkung auf der Intensivstation ist allerdings von untergeordneter Bedeutung. Opiate sollten im Regelfall nicht antagonisiert, sondern ausschleichend dosiert werden, um Entzugssymptome weitgehend zu vermeiden.

In diesem Zusammenhang muß auch darauf hingewiesen werden, daß die An-tagonisierung der Opiatwirkung zu erheblichen Nebenwirkungen wie einer Er-höhung des Sauerstoffverbrauchs und einer Steigerung der Herzarbeit Anlaß ge-ben kann, die z. T. auf den Weckeffekt und/oder eine Entzugssymptomatik zu-rückzuführen sind [9]. Zusätzlich wird nach der Applikation von Naloxon sogar bei Patienten der ASA-Klassifizierung I praktisch jedes Jahr über Fälle von plötzlich auftretender pulmonaler Hypertension bis hin zum Lungenödem be-richtet [14].

Kompetitive Benzodiazepinantagonisten

Von den kompetitiven Antagonisten der Benzodiazepine ist z. Z. *Flumazenil (Ro 15-1788)* gut untersucht und hoffentlich in Kürze allgemein klinisch verfügbar. Die chemische Strukturformel (Abb. 1) zeigt, daß diese Substanz wie Midazolam

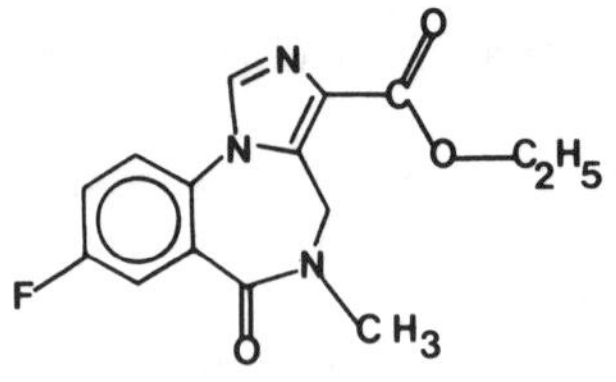

Abb. 1. Strukturformel des Benzodiazepinantagonisten Flumazenil und des Benzodiazepins Midazolam

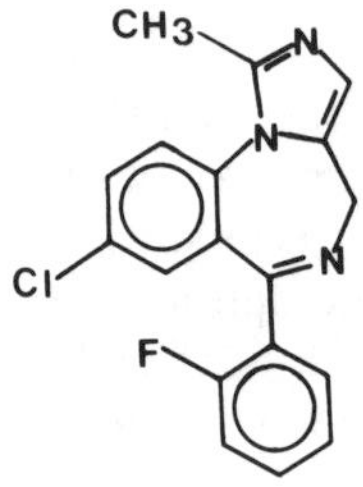

ein Imidazobenzodiazepin ist. Dem Antagonisten fehlt jedoch die intrinsische Aktivität der Benzodiazepinderivate [7]. Daher wurde diese Substanz auch nicht mit einem der typischen Benzodiazepinsuffixe benannt, um Verwechslungen von Agonisten und Antagonisten schon namentlich zu vermeiden.

Im Probandenversuch [10] und in klinischen Untersuchungen [3, 11] nach Benzodiazepinapplikation erwies sich Flumazenil als hoch effektiv und sehr schnell wirksam. Im EEG-Powerspektrum läßt sich die schnell einsetzende Wirkung gut demonstrieren [16]. Bereits 1–2 min nach der Applikation wird die Hauptaktivität im EEG-Powerspektrum von Werten im δ- und β-Band, die Bewußtlosigkeit unter Benzodiazepineinwirkung anzeigen, in den Bereich der α-Aktivität des wachen Probanden verschoben.

Eine gleich prompte Wirkung zeigte Flumazenil auch bei Intensivpatienten. Dies sei am Beispiel eines Patienten demonstriert, der aufgrund einer Benzodiazepinintoxikation bewußtlos war. Der Median des Powerspektrums betrug etwa 2 Hz, entsprechend einem Vorherrschen von δ-Wellen im EEG (Abb. 2, obere Hälfte). Nach der Antagonisierung war der Patient wach und ansprechbar. Innerhalb von 2 min war der Median des Powerspektrums auf etwa 8–9 Hz angestiegen, entsprechend dem Auftreten von α-Wellen im EEG.

Demgegenüber ließen sich Patienten mit später nicht bestätigtem Verdacht auf Benzodiazepinintoxikation auch nicht durch die Injektion von Flumazenil aufwecken.

Vor der Antagonisierung wurde das Vigilanzniveau des Intensivpatienten mit „0" bewertet, entsprechend der klinischen Einstufung „bewußtlos, ohne Reaktion auf Schmerzreize" (Abb. 2, untere Hälfte). Direkt nach Flumazenilapplikation stieg es auf „4", d. h. der Patient war wach, orientiert und kooperativ. In den folgenden 30–60 min sank das Vigilanzniveau wieder leicht ab, entsprechend einem partiellen Wiedereinsetzen der Benzodiazepinwirkung. Diese Wiederkehr der Sedation ließ sich sowohl im EEG (ausgedrückt durch die leichte Abnahme

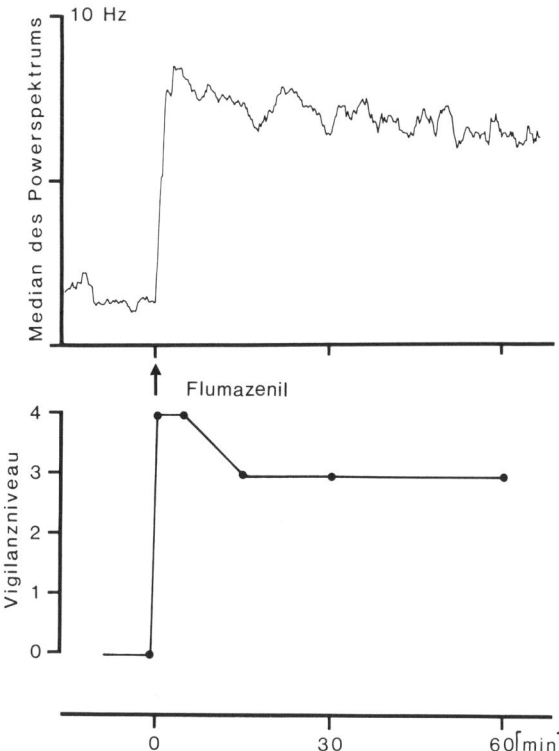

Abb. 2. Median des Powerspektrums *(oberer Teil)* und klinische Beurteilung der Vigilanz *(unterer Teil)* vor und nach Antagonisierung der Benzodiazepinwirkung am Beispiel eines Patienten mit Verdacht auf Benzodiazepinintoxikation. Das Vigilanzniveau war folgendermaßen definiert: *0* bewußtlos, keine Reaktion auf Schmerzreize; *1* bewußtlos, Abwehrreaktion auf Schmerzreize; *2* ansprechbar mit verlangsamten Reaktionen, aber auf Kommando Augen öffnend *und* schließend; *3* wach, aber noch leicht sediert, auf Kommando Kopf hebend und Finger-Nase-Versuch erfolgreich; *4* wach, orientiert und kooperativ

des Medians des Powerspektrums) als auch im Rahmen der klinischen Vigilanzeinstufung verifizieren.

Wie schon in früheren Untersuchungen dargestellt wurde, hat die vorsichtige Antagonisierung der Benzodiazepinsedierung keine klinisch relevanten Änderungen von Blutdruck und Herzfrequenz zur Folge [11, 12]. Nebenwirkungen wie transiente Ängstlichkeit, die z.T. nach Flumazenilinjektion nach Anästhesie und Dosierungen von mehr als 1 mg beobachtet wurden [3, 11, 15], ließen sich bislang bei unseren Intensivpatienten nicht nachweisen.

Dosierung der Antagonisten

Der Wirkungseintritt von Naloxon und Flumazenil erfolgt prompt nach intravenöser Applikation innerhalb von 2 min (Tabelle 1). Aufgrund des schnellen Wirkungseintritts läßt sich sowohl die Naloxon- als auch die Flumazenildosierung individuell anpassen, d.h. titrieren, so daß Nebenwirkungen wie Blutdruck- und Herzfrequenzsteigerungen durch zu schnelles Erwachen bzw. durch eine plötzliche Entzugssymptomatik weitgehend vermeidbar sind. Im Regelfall ist eine Dosis bis etwa 0,2 mg Naloxon bzw. bis etwa 0,5 mg Flumazenil erforderlich, um die Analgosedierung des Intensivpatienten aufzuheben. Zur Differentialdiagnose des unklaren Komas können jedoch auch Dosierungen bis 0,4 mg Naloxon bzw. 2,0 mg Flumazenil erforderlich sein.

Die Analeptika Doxapram und Amiphenazol werden in intravenöser Einzeldosis bis 100 bzw. 150 mg eingesetzt. Der Weckeffekt tritt nach etwa 5-15 min ein (Tabelle 1). Er ist jedoch nicht zuverlässig erreichbar. Wenn daher die Indikation zur Antagonisierung der Opiat- oder Benzodiazepinwirkung gestellt wird, sollte daher den spezifisch wirksamen, kompetitiven Antagonisten der Vorzug vor den unspezifischen Analeptika gegeben werden.

Sind außer Opiaten und Benzodiazepinen jedoch noch weitere zentral dämpfende (anticholinerg wirkende) Pharmaka appliziert worden, kann außer der kompetitiven Antagonisierung auch noch eine funktionelle cholinerge Therapie mit Physostigmin erforderlich sein. Das Antidot soll langsam mit einer Geschwindigkeit von etwa 1 mg/min bis zu einer Einzeldosis von 2 mg injiziert werden. Der Erfahrung nach kann die Latenzzeit zwischen Applikation und Wirkung in der Intensivmedizin bis 20 min betragen.

In der klinisch üblichen Dosierung kann die Wirkung der Antidots nach etwa 30-90 min deutlich abgeschwächt oder gar gänzlich verschwunden sein. Der Grund für dieses Phänomen ist, daß alle bislang klinisch einsetzbaren Antagonisten schneller eliminiert werden als die entsprechenden Agonisten [6, 8, 13], so daß in diesem Zeitraum mit einer deutlichen Wiederkehr der Agonistenwirkung gerechnet werden muß [9, 10]. Konsequenterweise bedarf daher der Patient innerhalb von mindestens 2 h nach der Antagonisierung einer guten klinischen Überwachung.

Zusammenfassung

Die Wirkung von Opiaten bzw. Benzodiazepinen läßt sich sicher und rezeptorspezifisch mit Naloxon bzw. Flumazenil (Ro 15-1788) antagonisieren, während die durch Analgosedierung reduzierte Vigilanz durch Analeptika wie Amiphena-

Tabelle 1. Klinisch üblicher Dosierungsbereich, Latenzzeit und minimale Wirkdauer einiger funktioneller und kompetitiver Antagonisten der Opiate und Benzodiazepine

	Übliche Dosis [mg]	Latenzzeit [min]	Wirkdauer [min]
Amiphenazol	100-150	10-15	60-90
Doxapram	30-100	2- 5	10-20
Physostigmin	1,0-2,0	2-20	30-90
Naloxon	0,1-0,4	1- 2	45-90
Flumazenil	0,4-2,0	1- 2	45-90

zol und Doxapram oder durch Physostigmin nicht immer sicher erhöht werden kann.

Der Wirkungseintritt der kompetitiven Antagonisten erfolgt nach einer intravenösen Dosis von etwa 0,2 mg Naloxon bzw. etwa 0,5 mg Flumazenil innerhalb von 2 min. Zur Differentialdiagnose des unklaren Komas können jedoch auch Dosierungen bis 0,4 mg Naloxon bzw. 2,0 mg Flumazenil erforderlich sein.

Die Analeptika Doxapram und Amiphenazol werden in intravenöser Einzeldosis bis 100 bzw. 150 mg eingesetzt. Die Latenzzeit beträgt etwa 5–15 min. Der Weckeffekt ist jedoch nicht immer zuverlässig erreichbar. Wenn daher die Indikation zur Antagonisierung der Opiat- oder Benzodiazepinwirkung gestellt wird, sollte den spezifisch wirksamen, kompetitiven Antagonisten der Vorzug vor den Analeptika gegeben werden. Sind außer Opiaten und Benzodiazepinen jedoch noch weitere zentral dämpfende Pharmaka appliziert worden, kann außer der kompetitiven Antagonisierung auch noch eine funktionelle cholinerge Therapie mit 1–2 mg Physostigmin erforderlich sein.

Literatur

1. Agoston S, Salt PJ, Erdmann W, Hilkemeijer T, Bencini A, Langrehr D (1980) Antagonism of ketamine-diazepam anaesthesia by 4-amino-pyridine in human volunteers. Br J Anaesth 52:367–370
2. Brückner JB, Hess W, Schneider E, Schweichel E (1977) Kreislaufstimulation durch Doxapram. Anaesthesist 26:156–164
3. Doenicke A, Suttmann H, Kapp W, Kugler J, Ebentheuer H (1984) Zur Wirkung des Benzodiazepin-Antagonisten Ro 15-1788. Anaesthesist 33:343–347
4. Geller E, Niv D, Rudick V, Vidne B (1984) The use of Ro 15-1788: A benzodiazepine antagonist in the diagnosis and treatment of benzodiazepine overdose. Anesthesiology 61:A135
5. Grote B (1982) Indikation für zentrale Analeptika und Physostigmin. In: Ahnefeld FW, Bergmann H, Burri C, Dick W, Halmágyi M, Hossli G, Rügheimer E (Hrsg) Aufwachraum-Aufwachphase. Eine anästhesiologische Aufgabe. Springer, Berlin Heidelberg New York (Klinische Anästhesiologie und Intensivmedizin, Bd 24, S 105–121)
6. Hartvig P, Wiklund L, Lindström B (1986) Pharmacokinetics of physostigmine after intravenous, intramuscular and subcutaneous administration in surgical patients. Acta Anaesthesiol Scand 30:177–182
7. Hunkeler W, Möhler H, Pieri L, Bonetti EP, Cumin R, Schaffner R, Haefely W (1981) Selective antagonists of benzodiazepines. Nature 290:514–516
8. Klotz U, Ziegler G, Reimann IW (1984) Pharmacokinetics of the selective benzodiazepine antagonist Ro 15-1788 in man. Eur J Clin Pharmacol 27:115–117
9. Lauven PM, Stoeckel H (1985) Möglichkeiten der Antagonisierung von Anästhetikawirkungen. In: Just OH, Wiedemann K (Hrsg) Die anästhesiologische Poliklinik. 4. Internationales Heidelberger Anästhesie-Symposium. Thieme, Stuttgart New York (INA, Bd 53, S 106–114)
10. Lauven PM, Schwilden H, Stoeckel H, Greenblatt DJ (1985) The effects of a benzodiazepine antagonist Ro 15-1788 in the presence of stable concentrations of midazolam. Anesthesiology 63:61–64
11. Lauven PM, Ebeling BJ, Stoeckel H, Dierke-Dzierzon C (1986) Wirksamkeit des Benzodiazepinantagonisten Ro 15-1788 nach einer Anästhesie mit Flunitrazepam-Einleitung. Anästh Intensivther Notfallmed 21:311–314
12. Louis M, Forster A, Suter PM, Gemperle M (1984) Clinical and hemodynamic effects of a specific benzodiazepine antagonist (Ro 15-1788) after open heart surgery. Anesthesiology 61:A61

13. Ngai SH, Berkowitz BA, Yang JC, Hempstaedt J, Spector S (1976) Pharmacokinetics of naloxone in rats and in man: Basic for its potency and short duration of action. Anesthesiology 44:398–402
14. Partridge BL (1986) Pulmonary edema following low-dose naloxone administration. Anesthesiology 65:709–710
15. Ricou B, Forster A, Brückner A, Chastonay P, Gemperle M (1986) Clinical evaluation of a specific benzodiazepine antagonist (Ro 15-1788). Studies in elderly patients after regional anaesthesia under benzodiazepine sedation. Br J Anaesth 58:1005–1011
16. Schwilden H, Stoeckel H, Lauven PM, Schüttler J (1982) Action of a benzodiazepine antagonist during midazolam infusion in steady-state: Quantitative EEG-studies. Anesthesiology 57:A326
17. Scott RM, Whitwam JG, Chakrabarti MK (1977) Evidence of a role of the peripheral chemoreceptors in the ventilatory response to doxapram in man. Br J Anaesth 49:227–231
18. Weger N (1982) Pharmakologie und Toxikologie des Physostigmins. In: Stoeckel H (Hrsg) Das zentral-anticholinergische Syndrom: Physostigmin in der Anästhesiologie und Intensivmedizin. Symposium in Bonn. Thieme, Stuttgart New York (INA, Bd 35, S 2–16)

Analgosedierung opiat-, barbiturat- und benzodiazepinabhängiger Patienten

J. Jage

Einführung

Drogenabhängige, bei denen eine Analgosedierung indiziert ist, bringen Probleme mit sich. Die Abhängigkeit von Opiaten (Heroin, Morphin), Barbituraten und Benzodiazepinen führt – wenngleich in unterschiedlichem Ausmaß – zu erhöhter Morbidität und Mortalität [6, 22, 52, 55].

Heroiniker weisen kardiale, pulmonale, hepatische und andere Funktionsstörungen auf [1, 14, 18, 26, 27, 39] und sind zunehmend AIDS-infiziert [5]. Der Morphinabhängige, der überwiegend Kontakt mit gereinigtem Morphin hat, ist demgegenüber in seinem Suchtverhalten nicht selten relativ unauffällig und stabil. Rituale wie das „needle sharing" oder das extrem unsterile Fixen des Heroinikers sind ihm fremd. Der barbituratabhängige Patient kann mit dem benzodiazepinabhängigen Patienten verglichen werden. Meist handelt es sich um orale Verabreichungsformen ohne Infektionsgefahr. Die Pharmaka werden entweder jahrelang als Mono- oder Kombinationspräparate aus einstmals medizinischer Indikation eingenommen (überwiegend normal- bis niedrigdosiert) [37, 38, 52, 70, 72, 73] oder sie werden folgenschwerer im Sinne einer Hochdosisabhängigkeit in teils erschreckenden Dosierungen von mehreren 100 mg Valium/Tag [19, 62, 71] als Ersatzdrogen, besonders von Opiatabhängigen, benutzt [33, 59].

Nicht außer acht zu lassen sind die psychischen Besonderheiten Abhängiger. Durch sie mag es zur Abhängigkeit kommen, wie es ebenso erst durch den Suchtverlauf zur Psychoseneigung kommen kann: Im gegebenen Fall muß beispielsweise postoperativ mit psychotischen Komplikationen gerechnet werden [37, 52, 66, 70].

Seit 1964 wählt man – streng genommen – weniger den Suchtbegriff als die Bezeichnung „Abhängigkeit". Dennoch wird „Sucht" als begriffliche Fassung zwanghaften, entgleisten Abhängigkeitsverhaltens [51, 66] beibehalten.

Der Abusus eines Rauschmittels kann in Abhängigkeit – erst episodisch, dann kontinuierlich – übergehen. Weitere Drogen können hinzukommen und die Abhängigkeit progredient gravieren [54]. (Tabelle 1). Es gibt Drogen, die isoliert psychische Abhängigkeit hervorrufen (Haschisch).

Für das Selbstverabreichen von Opiaten, hochdosiert bei Barbituraten und Benzodiazepinen, trifft zu, daß sich rasch ein Zustand psychischer und auch physischer Abhängigkeit einstellt [20, 21, 28, 29, 40]. Erlebniszustände, verursacht durch die spezifische zentralnervöse Wirkung der Pharmaka, werden zwanghaft durch Dosissteigerungen gesucht.

Tabelle 1. Schweregrade der Abhängigkeit von verschiedenen Drogen. (Nach [7, 61])

Drogengruppen	Abhängigkeit	
	Psychisch	Physisch
Opiate	Mäßig bis schwer	Schwer
(Morphin, Heroin, Kodein, Methadon)		
Barbiturate	Mild bis schwer	Mild bis schwer
Benzodiazepine	Mild bis schwer	Mild bis schwer

Mit diesem kurzen Aufreihen ist gleichzeitig das therapeutische Fenster umrissen, das für die Analgosedierung Abhängiger erreicht werden muß: Es ergeben sich vom Normalpatienten völlig abweichende Dosierungsprobleme, die einerseits durch die Gewöhnung (Toleranz) und andererseits durch mögliche Entzugssymptome entstehen. Oder anders – als therapeutisches Postulat – ausgedrückt: Überraschend hohe Dosierungen an Analgetika/Sedativa sind bei diesen Patienten nötig, um nicht nur eine effektive Beatmungssituation zu erzielen, sondern auch ein Entzugsgeschehen zu verhindern, damit in der Akutphase eine Doppelbelastung des Organismus [7, 18, 43, 61] vermieden werden kann.

Eine gemischte Patientengruppe ist es, deren Besonderheiten in dieses Postulat einmünden:

1) Der Opiatfixer, mit und ohne Polytoxikomanie durch Ersatzdrogen.
2) Der Polytoxikomane ohne Opiatabhängigkeit. Diesem Typ des „non-medical users" steht der „medical user" gegenüber.
3) Der Patient mit psychovegetativen Störungen (Angst, Neurosen, Schlaflosigkeit) (Barbiturate, Benzodiazepine).
4) Der Patient mit chronischer Schmerzkrankheit (z. B. Migräne, Phantomschmerz) (Barbiturate, Benzodiazepine, Kodein) einschließlich des Karzinomschmerzes (Opiat).

Zur genauen Einstufung sollen im folgenden nacheinander die suchtspezifischen Phänomene psychisch/physischer Abhängigkeit und Toleranz besprochen werden.

Psychische Abhängigkeit

Sie ist die Ursache gierigen, zwanghaften, mitunter zerstörerischen Verlangens nach der Droge („compulsive behaviour") und ihren psychischen Effekten wie z. B. der Euphorie. Sie ist suchterhaltend. Unruhe, Angst gehören neben der Drogengier zu den Leitsymptomen einer psychischen Abhängigkeit.

Opiate: Morphinderivate, allen voran das Heroin, bewirken zumeist eine hochgradige Abhängigkeit. Auf der Basis einer gestörten Wechselbeziehung von Persönlichkeit, Umwelt und Droge [34] kommt es zum asozial bis kriminell geprägten Verhalten, ausgerichtet auf nur ein Ziel, den Drogenkontakt.

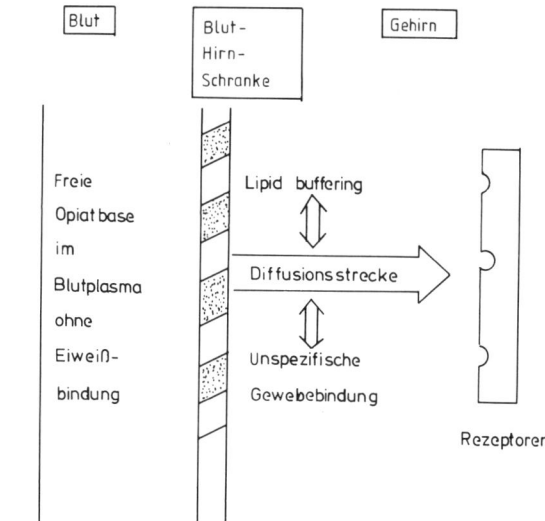

Abb. 1. Schematische Darstellung von Faktoren, die die Diffusion eines Opiats aus der Blutbahn zum Rezeptor beeinflussen. (Nach [24])

Morphinderivate entfalten erwünschte Wirkungen im ZNS durch Interaktion mit spezifischen μ-Opiatrezeptoren. Diese befinden sich z. B. in hoher Dichte in zerebralen Strukturen wie dem periaquäduktalen Grau und dem Mandelkern [23]. Nach dem Schlüssel-Schloß-Prinzip der stereospezifischen Opiatrezeptoren und ihrer Substrate entstehen analgetische und Rauschwirkungen [23, 28, 74].

Die Intensität der Interaktion und damit der suchtfördernden Eigenschaften sind von 2 Eckdaten wesentlich beeinflußt: Es sind dies der Konzentrationsgradient der Droge vom Blutplasma zum Gehirn [24, 28, 51, 61] und ihre Bindungsfähigkeit an die Phospholipide des Gehirns, also der Biophase, und hier speziell der Opiatrezeptoren [24, 28, 47, 53, 68] (Abb. 1).

Ein hoher Konzentrationsgradient entsteht beispielsweise durch rasche intravenöse Injektion (vgl. Abb. 2), typisch für das Fixerverhalten. Das Heroin [12] durchdringt aufgrund hoher Lipophilität schnell die Blut-Hirn-Schranke und gelangt innerhalb von Sekunden in die Biophase des ZNS. Die eigentliche Rezeptorinteraktion erfolgt hauptsächlich über das durch raschen Heroinabbau entstehende Morphin bzw. 6-Monoacetylmorphin [25, 47, 68].

Je größer die Konzentrationspeaks eines Opiats sowohl im Blutplasma als auch im Gehirn/am Opiatrezeptor sind, desto interessanter ist diese Substanz für den Süchtigen.

Aber nicht nur der erwünschte euphorisierende Effekt wird ausgelöst, sondern auch Gegenregulationen auf neuronaler Ebene. Sie führen zu einer Hyperexzitabilität [7]. Diese als Adaptation an die Opiatwirkung aufgefaßte Regulation betrifft Transmittersysteme mit adrenergem, noradrenergem, dopaminergem, serotoninergem Charakter [23, 74].

Indem der flutungsartig hervorgerufene Opiateffekt des Fixers nach einer Injektion abklingt, wird das zwanghafte, gierige Verlangen nach neuerlichem Drogenkontakt verhaltensbeherrschend.

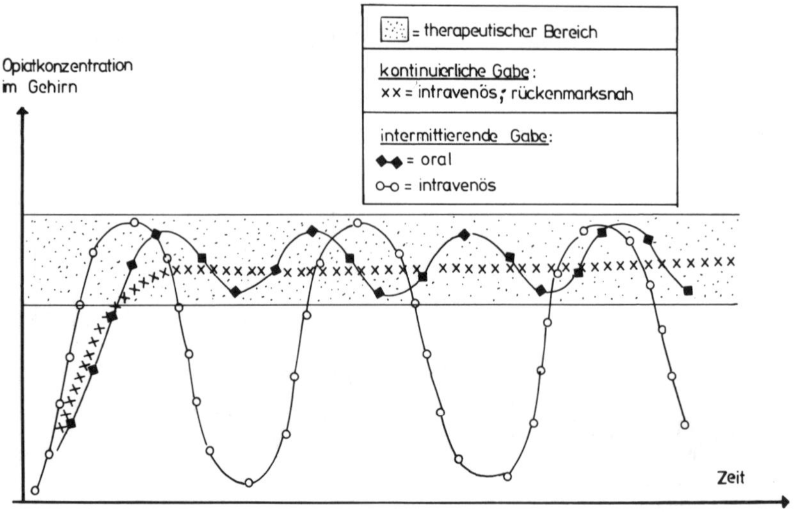

Abb. 2. Schematische Gegenüberstellung der zerebralen Opiatkonzentration bei intravenöser Bolusgabe, intravenöser kontinuierlicher Infusion und oraler Einnahme

Opiatsucht kann sich v.a. durch den ständigen, oft unregelmäßigen Wechsel des Rezeptor-Opiat-Kontaktes entwickeln. Konditionierungen bilden sich aus und wirken suchterhaltend und rückfallfördernd [52, 67, 69].

Barbiturate: Sie werden als eine die ZNS-Aktivität mindernde Droge von Opiatabhängigen in zuweilen hohen Dosierungen als Ersatzdroge bei Opiatmangel genutzt [33, 52, 59, 67]. Aber auch als niedrigdosierter Bestandteil von Kombinationspräparaten zur Schmerzbehandlung kann Abhängigkeit induziert werden [21, 58, 72]. Ihrer sedativ-hypnotischen Wirkung, teils mit euphorisierendem Charakter, liegt eine post- und präsynaptische Interaktion z.B. mit dem aktivierenden retikulären System zugrunde. Reizschwellenerhöhung auf elektrische Stimulation ist die Folge, ebenso verminderte neuronale Antwort auf Transmitter wie Acetylcholin, Serotonin, Noradrenalin [21, 46].

Eine psychische Abhängigkeit von Barbituraten, die schwere Ausmaße erreichen kann, ist möglich. Sie tritt v.a. dann auf, wenn im Sinne des Opiatersatzes oder einer Polytoxikomanie wahllos hohe Dosierungen, evtl. mit Alkohol, eingenommen werden.

Während Opiate von den Abhängigen eher als injizierte Form bevorzugt werden, haben orale Verabreichungen der Barbiturate den Vorrang.

Benzodiazepine: Neben der Kenntnis, daß hochdosiert Benzodiazepine dem Opiatsüchtigen zeitweilig als Ersatzdroge mit ZNS-deprimierendem Charakter dienen [59] und zu einer Hochdosisabhängigkeit führen [18, 19, 21, 52, 54, 62, 71], spricht man erst seit einigen Jahren von der „low dose dependency" [38, 49, 53, 58] der Benzodiazepine. Dies besagt, daß jahrelange, kontinuierliche, geringdosierte Benzodiazepineinnahme ohne Steigerungstendenz ebenfalls zu Abhängigkeitsbildern führen kann.

Eine psychische Abhängigkeit entsteht dann langsamer als bei Opiaten, weil meist von Beginn an ein stark euphorisierendes Erlebnis fehlt [52]. Sie kann eher eine Folgeerscheinung physischer Abhängigkeit sein, wenn nämlich die unangenehmen, quälenden Entzugssymptome auf Drogenzufuhr verschwinden, wodurch die Drogenbindung zunimmt [37, 52, 67].

Die Benzodiazepine entfalten eine spezifische Wirkung am GABA-Rezeptor und verstärken die Aktion von GABA als eines die Erregung dämpfenden Transmitters u. a. im zerebralen Kortex und Thalamus [44, 57]. Die Rezeptorspezifität bedeutet, daß neben der Pharmakokinetik die pharmakodynamischen Eigenschaften der zahlreichen Benzodiazepine – ähnlich den Opiaten – unterschiedlich suchtfördernd sind [37, 53]. Nicht nur die Eliminationshalbwertszeit der Substanz und ihrer Metabolite spielen eine Rolle. Die unterschiedliche Rezeptorbindung kann, je kurzfristiger sie ist, bei kurzem und intensivem Benzodiazepinkontakt frühzeitig Gegenregulationen hervorrufen [8, 19, 31, 56].

Physische Abhängigkeit

Neben dem Alkohol zählen nach der WHO-Gliederung der Rauschmittel alle 3 Drogen – Opiate, Barbiturate und Benzodiazepine – zu den psychisch *und* physisch abhängig machenden Substanzen [67].

Das Ausmaß physischer (körperlicher) Abhängigkeit entwickelt sich in Relation zur Drogenspezies, zur Dosis und ihrer Expositionszeit [28, 31, 37]. Sie ist in ihren Anfängen maskiert und bleibt solange unbemerkt, bis ein Drogenmangel im Gehirn – absolut oder relativ (s. Abschn. Toleranz) – entsteht. Dann werden die adaptiven Gegenregulationen beherrschend. Körperliche Entzugserscheinungen treten auf, sie verschwinden nach ausreichender Versorgung mit der fehlenden Substanz [28, 52, 67].

Zur Verlaufsprogression einer Abhängigkeit gehört es, daß primär erfahrene Drogenwirkungen immer seltener auftreten und Entzugssymptome vordergründig werden. So ist die Eskalation in Richtung auf die Polytoxikomanie programmiert, um die quälenden Entzugserscheinungen zu mildern. Auf diesem Wege geht oft die episodische Abhängigkeit in eine kontinuierliche über [52]. Rauschmittel aus der Gruppe der Barbiturate/Benzodiazepine sind aufgrund der Kreuzabhängigkeit in der Lage, Entzugserscheinungen des jeweils anderen Pharmakons austauschbar zu beseitigen [3, 28]. Oft tritt der Alkohol hinzu. Es besteht hinsichtlich der Opiate keine Kreuzabhängigkeit; mithin gelingt es lediglich partiell, ein Opiatentzugsbild durch hochdosierte Benzodiazepinverabreichung zu mildern [3].

Abhängigkeitsverläufe können aber nicht nur mit Progressionstendenz, sondern auch – bei gesicherter Drogenzufuhr – über Jahre stabil bleiben [41, 52, 58, 66]. Dann besteht erhebliche Toleranz gegenüber den psychischen Drogenwirkungen. Soziale Bindungen bleiben meist erhalten. Die Drogeneinnahme erfolgt zur Vermeidung der subjektiv unangenehm erlebten Entzugssymptome [67].

Die Symptome der physischen Abhängigkeit sind mitunter vital bedrohlich. Sie werden nun für Opiate, Barbiturate und Benzodiazepine getrennt besprochen.

Opiate: Die akute bzw. intensivmedizinische Anwendung von Opiaten führt zu der bekannten Depression des adrenokortikalen Regulationssystems [10, 24]. Dies ist bei vorbestehender Opiatabhängigkeit ebenfalls möglich. Es ist aber oft nicht genau zu eruieren, wie langdauernd und intensiv die Abhängigkeit bzw. die Drogenbindung ist. Möglichst sachkundige Anamneseerhebungen können hilfreich sein.

Das besonders beim Straßenfixer stark verwahrloste Äußere, verbunden mit einem deletären Zahnstatus, mag als ein Anhaltspunkt dienen. Drogenfahndung in Blut und Urin kann unterstützen. Angesichts offener Fragen ist es wichtig, typische Entzugssymptome des Opiatmangels zu erkennen (Tabelle 2).

Relativ selten verläuft heute ein Entzugssyndrom in Richtung auf schwere Entzugsgrade, weil die Fixerportionen von Heroin infolge vertriebsbedingter Gebräuche der Dealer (Strecken einer Heroinmischung durch Beimischung von Mehl, Backpulver, Chinin, Traubenzucker) geringer geworden sind [39, 48, 55]. Klinisch spricht man seither nicht selten nur von einer „Entzugsgrippe".

Dies ist a priori bei einem Patienten unter z.B. perioperativen Bedingungen mit nötiger Analgosedierung aber wenig voraussagbar. So ist als Alternative das denkbare Vollbild gravierender Entzugssymptome mit dem gefürchteten „noradrenergen Sturm" in das Therapiekonzept einzubauen. Die Grundlage dafür ist die Kreuzabhängigkeit der Opiate untereinander, also eine durchführbare Substitutionstherapie mit protrahiert wirkenden Opiaten [3, 28, 61].

Das zeitliche Auftreten von Entzugssymptomen nach Drogenunterbrechung ist unterschiedlich und abhängig von der Droge selbst und ihrer letzten Verabreichung. Kurzwirksame Opiate wie Heroin, Morphin, auch das zu ca. 10% in Morphin umgewandelte Kodein [61], können für nur etwa 5–10 h eine Entzugssymptomatik verhindern. Trotz der langjährigen Methadonkontroverse als Substitut [2, 32, 51] hat dieses Opiat eine Indikation als perioperative Opiatbasis [7, 61], denn es kommt unter seinem Schutz nicht zu Entzugssymptomen [28].

Tabelle 2. Entzugssymptome (Opiate). (Nach Himmelsbach 1938/39, zit. nach [41])

Entzugsgrad	Entzugszeichen	Punkte
Mild	Gähnen	1
	Lakrimation	1
	Rhinorrhö	1
	Schwitzen	1
Mäßig	Tremor	3
	Gänsehaut	3
	Anorexie	3
Schwer	Ruhelosigkeit	5
	Erbrechen	5
Meßbare Zeichen	Mydriasis (pro 0,1 mm)	1
	Hyperventilation (je Atemzug/min über Kontrolle)	1
	Fieber (je 0,1°C)	1
	Systolischer Blutdruck (Anstieg je 2 mm Hg)	1
	Gewichtsverlust (pro Pfund)	1

Tabelle 3. Entzugssymptome (Barbiturate). (Nach [28])

Entzugsgrad	Symptome
Mild	Angst, Unruhe, Agitiertheit, Schlaflosigkeit, Berührungs-, Lichtempfindlichkeit
Mittel	Plus Tremor, Schwäche, Übelkeit, Erbrechen, Psychose
Schwer	Plus tonisch-klonische Krämpfe bzw. Grand-mal-Krampfanfälle, Delir

Mitunter gesellen sich bei einer Analgosedierung Opiatabhängiger dramatische Hypotensionstendenzen hinzu. Hier ist weniger Katecholaminzufuhr als Opiatgabe hilfreich [7, 43, 63].

Barbiturate: Sie wirken zentral aktivitätsmindernd. Je hochdosierter die Abhängigkeit verläuft, um so schwerer sind die reaktiv aktivitätsgesteigerten Entzugsverläufe [7, 21, 28, 29] (Tabelle 3).

Die Kontinuität des Drogenkontakts ist abhängigkeitsfördernd. Jahrelange regelmäßige Low-dose-Einnahme kann bei Absetzen gleichfalls bedrohliche Entzugserscheinungen bedingen [28]. Die Geschwindigkeit, mit der aktive Metabolite den Wirkort „Gehirn" verlassen, hat Einfluß auf die Entzugssymptomatik. So treten bei kurzwirksamen Substanzen schon innerhalb von 12 bis 16 h nach Absetzen Symptome auf, während die langwirksamen noch für 2–3 Tage einen Entzugsschutz bieten [21, 28]. Der Höhepunkt eines Entzugsbildes kurzwirksamer Barbiturate ist nach 2–3 Tagen erreicht (Krämpfe), die langsam sich verschlechternde Entzugssymptomatik langwirksamer Barbiturate findet erst nach etwa 4–8 Tagen ihr Maximum [28]. Krämpfe können aber auch dann noch auftreten. Die häufigere Krampfneigung stellt im wesentlichen den gravierenden Unterschied zu Opiat- oder Benzodiazepinentzügen dar und deutet in jedem Fall einen vital bedrohlichen Verlauf an.

Benzodiazepine: Sie zeigen gleichfalls in Abhängigkeit vom Alter des Patienten, der Expositionszeit, der Dosis („high und low dose dependency") und dem Verbleiben aktiver Metabolite am Benzodiazepinrezeptor unterschiedliche Entzugsbilder [15, 19, 30, 31, 35, 37, 49, 50, 56, 58, 62, 64] (Tabelle 4).

Im allgemeinen treten Entzugssymptome gedämpfter und protrahierter als bei Barbituratabhängigkeit auf [19]. Sie werden daher oft verkannt. Wie wichtig pharmakokinetische Eigenschaften für die Entzugsproblematik sind, ist aus Berichten von Entzugssymptomen zu ersehen, die bei Umsetzen von lang- auf kurzwirksame Benzodiazepine beobachtet wurden [8] (Tabelle 5).

Die Symptome können nach wenigen Tagen auftreten. Nach ca. 2 Wochen ist meist ein Gipfel erreicht, anschließend klingen die Symptome ab, lediglich die Angstreaktion kann wochenlang andauern [49].

Tabelle 4. Entzugssymptome (Benzodiazepine). (Nach [49, 53])

Geringere Symptomatik (50% aller Fälle)	Schwere Symptomatik (20% aller Fälle)
Angst Unruhe Depressivität/Dysphorie Schlafstörungen Übelkeit, Erbrechen Schwitzen Kopfschmerz Tremor	Krampfanfälle (zerebrale und Muskelkrämpfe) Verwirrtheit Psychosen Erhöhte Empfindlichkeit auf Licht, Geräusch, Berührung

Tabelle 5. K_i-Werte (Konzentration des Benzodiazepins bei halbmaximaler Rezeptorsättigung) und Eliminationshalbwertszeiten für einige Benzodiazepine. (Nach [4])

Generic name (Handelsname®)	Eliminationsdauer [h] Primärsubstanz	$t_{1/2}$ Aktiver Metabolit	Eliminations- charakteristik	K_i [mmol/l]
Diazepam (Valium)	30–40	50–99	Sehr lang	7,4– 27,0
Flunitrazepam (Rohypnol)	16–22	23	Lang	2,8– 3,9
Oxazepam (Adumbran)	3–14	–	Mittellang	19,0–150,0
Triazolam (Halcion)	2– 4	4	Kurz	2,0
Midazolam (Dormicum)	1– 3	1– 3	Kurz	Nicht bekannt

Toleranz

Als Toleranz bezeichnet man die Gewöhnung an die Droge [67]. Immer höhere Dosierungen müssen angewendet werden, um das gewünschte Rauscherlebnis zu erreichen. Im Suchtverlauf dient die Drogeneinnahme nicht selten nur noch dem Ziel der Entzugsvermeidung, da die Toleranzschwelle extrem angestiegen sein kann.

Nicht alle Rauschmittel bedingen eine Toleranzentwicklung, so z. B. das Kokain, Cannabis [67]. Wohl aber ist dieses Phänomen bei Opiaten und Barbituraten bekannt [28], geringer bei Benzodiazepinen [37].

Das Toleranzphänomen ist je nach Drogenart und -kontakt unterschiedlich wirksam und muß als Grundlage einer sinnvollen Therapie zur Analgosedierung berücksichtigt werden. Durch die Droge selbst induzierte Gegenregulationen auf pharmakodynamischem (Opiate, Barbiturate, Benzodiazepine) und pharmakokinetischem Sektor (Barbiturate) werden als Ursache nötiger Dosissteigerungen angesehen [19, 23, 28, 29, 46, 74].

Opiate: Kurzwirksame Opiate, unregelmäßig in hohen Dosierungen verabreicht, bedingen deutlichere Toleranzerhöhungen als umgekehrt [28, 41, 61, 69]. Da aber gerade dies vom Süchtigen praktiziert wird – beabsichtigt oder bedingt durch äußere Zwänge wie Drogenverfügbarkeit –, befindet er sich rasch in einer Progressionsspirale. Steigende Dosierungen führen zu immer geringeren Effekten [60].

Ursächlich werden hierfür Adaptation, Gegenregulation am Opiatrezeptor angesehen [3, 23, 41, 69, 74]. Verschiedene Opiatwirkungen unterliegen einer unterschiedlichen Toleranzentwicklung. Die sedierende und analgetische Wirkung der Opiate ist ebenso wie die atemdepressive Wirkung einer Toleranz unterworfen. Das bedeutet im Analgosedierungskonzept bei zuweilen therapeutisch hohen Dosierungen zweierlei: verminderte Analgesiewirkung bei gleichzeitig geringer Atemdepression. Letzteres spielt, solange beatmete Patienten zu behandeln sind, keine Rolle, wohl aber in der Entwöhnungsphase vom Respirator. Der Toleranzgrad kann sich rasch ändern [3, 7, 60, 69]. Bei Dosisreduktion kann der Intensivmediziner die Toleranz innerhalb weniger Tage senken und damit die analgetische, sedierende, atemdepressive Wirkung erhöhen. Das ist einerseits erwünscht, kann aber infolge versehentlicher Überdosis zu bedrohlichen Zwischenfällen führen. Abstinenz führt zur Toleranznormalisierung, wenngleich bei Rückfällen auffällig rasch eine Toleranzerhöhung auftritt [52].

Analog dem Phänomen der Kreuzabhängigkeit unter allen Opiaten ist die Kreuztoleranz Therapiegrundlage. Somit ist eine Toleranzentwicklung auf das Suchtopiat direkt auf Substitutionsopiate übertragbar, nicht dagegen auf Barbiturate und Benzodiazepine [28]. Als Substitut gilt Methadon, weil es eine extrem lange terminale Eliminationshalbwertszeit hat und damit einen kontinuierlichen Opiatrezeptorbesatz garantiert [7, 16, 42, 43, 55, 61, 63]. Durch diese Basistherapie werden Entzugssymptome verhindert und weitere Analgesieverfahren z.B. mit kurz wirksamen Opiaten erst möglich.

Verabreichungswege mit möglichst geringer gedämpfter Oszillation der Blutplasma- und Hirnkonzentration (intravenös kontinuierlich perfundiert, oral, intramuskulär) sollen vorgezogen werden. Alle Substanzen, die eine möglichst gleichmäßige Opiatrezeptorwirkung hervorrufen und damit gleichzeitig einen suchtbehindernden Effekt haben, sind therapeutisch sinnvoll. Dann läßt sich ein Entzug vermeiden und die Toleranz steuern. Umrechnungstabellen erleichtern die Substitutionstherapie (nach [28]):

1 mg Methadon entspricht

- 1 mg Heroin,
- 3 mg Morphin,
- 20 mg Pethidin,
- 30 mg Kodein.

Hiermit ist eine basale, gleichmäßige Versorgung der zerebralen Opiatrezeptoren möglich.

Adjuvante Analgesieverfahren (Regionalanästhesie, peripher wirksame Analgetika) finden Anwendung.

Barbiturate: Die Toleranz gegenüber der schlafinduzierenden und beruhigenden Wirkung von Barbituraten kann sich, ähnlich rasch wie auf Opiate, innerhalb von 1–2 Wochen ausbilden [21, 28].

Als Ursache wird eine frühe, entgegengerichtete Änderung der pharmakodynamischen (Adaptation im zerebralen Wirkbereich) und eine allmähliche Beschleunigung der pharmakokinetischen Abläufe (Induktion mikrosomaler Leberenzyme mit rascherem Barbituratabbau) angenommen [21, 29, 46, 61].

Dagegen tritt, spezifisch für Barbiturate, eine nur geringe atemdepressive Toleranz auf [46]. So wird vom Süchtigen durch Dosissteigerung des Barbiturats ein sedierender Effekt gesucht und plötzlich Intoxikation, möglicherweise Atemlähmung erreicht. 1,2 g Pentobarbital/Tag können gut vertragen werden, hingegen kann schon eine Steigerung um 0,1 g/Tag Intoxikationszeichen zeigen [27]. Damit ist die therapeutische Breite einer Barbituratverabreichung als Entzugs- und Sedierungsbehandlung eingeschränkt. Aufgrund dieser Einengung und der möglichen vitalen Bedrohung durch einen Barbituratmangel ist das Phänomen der Kreuztoleranz zur Beatmungssedierung mit Benzodiazepinen besonders nutzbar. Die Substitution mit langwirksamen Benzodiazepinen ist auch deswegen zweckmäßiger, als atemdepressive Begleiteffekte bei ihnen auftreten [37].

Benzodiazepine: Eine Toleranzentwicklung auf die hypnotische Benzodiazepinwirkung ist bekannt. Sie entwickelt sich i. allg. langsamer als bei Opiaten und Barbituraten, konnte aber auch schon nach 4 Wochen nachgewiesen werden [19, 31, 37]. Sie unterliegt früher und intensiver einer Toleranz als die antikonvulsive Wirkung. Vital bedrohliche Atemdepressionen auf alleinige Benzodiazepineinnahme sind weitgehend unbekannt. Eine letale Grenze ist beim Gesunden mit selbst 100facher Überdosierung nicht erreichbar [52].

Das soll aber nicht bedeuten, daß Benzodiazepine eine ungefährliche Drogengruppe sind. Obschon eine Toleranzentwicklung Benzodiazepinabhängige zu extremen Dosiserhöhungen ohne akute Bedrohung zwingen kann [62, 71], verändern gleichzeitig eingenommene Drogen wie Alkohol, Opiate, Barbiturate das Bild gefährlich. In jedem Fall führt die Hochdosisabhängigkeit bei intensivmedizinischer Betreuung zur Entzugsgefahr [15, 19, 20, 37, 54].

Sie besteht ebenfalls, wenngleich mit geringerem Ausmaß, bei der erwähnten Niedrigdosisabhängigkeit psychovegetativ/schlafgestörter Patienten. Zwar hat eine Toleranz gegenüber den z. B. angstlösenden Eigenschaften der Benzodiazepine längst stattgefunden, dennoch ist es im Laufe der Jahre nicht zu Dosiserhöhungen gekommen. Wohl aber stellt sich bei abruptem Unterbrechen der Zufuhr ein oft verkanntes Entzugsbild mit relativ diskreten Symptomen wie Unruhe, Agitiertheit, Konfusion, Angst, Psychosen, Schlaflosigkeit ein [15, 38, 49, 52, 53, 58]. Selten kommen gravierende Ereignisse wie Krampfneigung zur Ausbildung [49].

Gerade alte Menschen stellen in diesem Rahmen eine Sondergruppe dar. Sie sind nicht nur hinsichtlich der Benzodiazepinexposition und -dynamik empfindlicher [35, 64], sondern Entzüge verlaufen bedrohlicher, Delirien werden häufiger beobachtet [52]. Entsprechend scheint hier die Anwendung von Benzodiazepinen mit kürzerer Eliminationshalbwertszeit als Substitutionstherapie günstiger zu sein [52, 64]. Die Substitutionstherapie mit Benzodiazepinen ist im Sinne der

Analgosedierungsmaßnahmen nicht nur schlechthin eine Anpassungstherapie an die intensivmedizinischen Bemühungen. Sie stellt beim Benzodiazepin- oder Barbituratabhängigen einen wichtigen, manchmal probatorischen Therapiesokkel dar, um Entzugssymptome zu vermeiden. Im allgemeinen sind hierzu auf der Basis der Kreuztoleranz nur Benzodiazepine mit langer Eliminationshalbwertszeit bzw. Rezeptorhaftung (Diazepam, Flunitrazepam) sinnvoll [8, 37, 49, 52].

Therapeutische Schlußfolgerungen

Auf der Basis der geschilderten suchtspezifischen Phänomene können therapeutisch nutzbare Schlußfolgerungen zur Analgosedierung von Drogenabhängigen gezogen werden.

Opiate: Sie sollen großzügig und entzugsvermeidend verabreicht werden. So kommen teilweise utopische Dosierungen zustande. Größere Konzentrationsschwankungen im Blutplasma und Gehirn müssen vermieden werden, um abrupte Toleranzänderungen und/oder Entzugssymptome zu vermeiden. In diesem Sinne ist jede Bolusinjektion ungünstig. Die evtl. hochgradige Toleranz der opiatbedingten Atemdepression bietet therapeutische Sicherheit bei extrem hohen Opiatgaben, besonders im Entwöhnungszeitraum vom Respirator.

Die orale, intramuskuläre, subkutane Anwendung von Methadon ist aufgrund der Kreuztoleranz zum Suchtopiat als Therapiebasis indiziert.

Zusätzliche Analgesie kann mit Regionalanästhesieverfahren, einer unbedingt kontinuierlichen Zufuhr kurzwirksamer, nicht kumulativ wirkender Opiate (Fentanyl) und peripher wirksamer Analgetika (Metamizol, Indometazin, Paracetamol) erzielt werden.

Diese Patienten haben eine besonders hohe Angsterwartung und neigen zu Psychosen, so daß einer intensiven Sedierung und Anxiolyse mit langwirkenden Benzodiazepinen (Valium), möglicherweise der gleichzeitigen Verwendung trizyklischer Antidepressiva (Doxepin), eine Bedeutung zukommt.

Hat es bis dahin in der Suchtkarriere des Patienten keinen parallelen Benzodiazepinmißbrauch gegeben, gibt es keine Kreuztoleranz zwischen Opiaten und Benzodiazepinen, somit keine Notwendigkeit zu besonders hoher Benzodiazepindosierung.

Erwähnt werden muß, daß im amerikanischen Schrifttum von Methadondosierungen mit dem D-L-Razemat ausgegangen wird, wohingegen in Deutschland ein L-Methadonisomer zur alleinigen Verfügung steht. Entsprechend sind die amerikanischen Milligrammangaben zu halbieren.

Als weiteres Adjuvans verdient der α_2-Agonist Clonidin eine wichtige Indikation, weil er entzugsverhindernd und -mildernd wirkt [17]. Schließlich sei erwähnt, daß am Ende einer Analgosedierung der Versuch stehen kann, durch allmähliche – etwa 10%/Tag – Dosisreduktion der Substitutionsopiate einen kompletten Entzugsversuch zu unternehmen [7]. Die Gabe von Opiatantagonisten ist kontraindiziert.

Barbiturate: Der Polytoxikomane mit Barbituratabhängigkeit ist während einer Analgosedierung besonders entzugsgefährdet, weil die Neigung zu zerebralen Krampfanfällen bzw. zum Delir vital begrenzend ist. Entschließt man sich zur speziellen Barbituratsubstitution, dann ist das länger wirkende Phenobarbital vorzuziehen und die Toleranz dosismäßig zu berücksichtigen.

Dennoch kommt heute, auf der Basis der Kreuzabhängigkeit, den Benzodiazepinen in genügend hoher Dosis eine primäre Bedeutung als Barbituralsubstitut zu (Diazepam, Flunitrazepam) [28]. Es besteht zwischen Barbituraten und Opiaten keine Kreuzabhängigkeit. Das heißt, es ist nicht nötig, einem Barbituratabhängigen zur Analgesie höhere als normale Opiatmengen zu verabreichen. Klinischer Leitfaden der Barbituratsubstitutionstherapie ist der sedierende Effekt und striktes Krampfvermeiden.

Vor simultaner Gabe von Neuroleptika, Phenothiazinen wird bei der Barbituratabhängigkeit gewarnt, da sie ihrerseits die zerebrale Krampfschwelle senken können [28, 52, 61].

Benzodiazepine: Im allgemeinen sind Patienten dieser isolierten Abhängigkeitsgruppe weniger gefährdet und bei einer Analgosedierung am besten zu führen, wenngleich besondere Vorsicht im Greisenalter bei evtl. bestehender „low dose dependency" geboten ist. Eine Substitutionstherapie bestenfalls mit langwirkenden Benzodiazepinen ist, wie bei den Opiaten, im Sinne eines permanenten Benzodiazepinrezeptorbesatzes angebracht. Eine Entwöhnung von Benzodiazepinen nach einer Analgosedierung sollte der langanhaltende Pharmakodynamik entsprechen: Nicht abruptes Absetzen, nicht abruptes Umsetzen auf kurzwirksame Benzodiazepine ist therapeutisches Konzept, sondern sehr langsames, vielleicht wochenlanges „tapering" kann geboten sein [53]. Die zumeist diskreten Entzugssymptome wie Schlaflosigkeit und Angst führen u. U. direkt zur neuerlichen Benzodiazepineinnahme und Abhängigkeit. Gefährlich sind die durch abruptes Absetzen induzierten zerebralen Krampfanfälle.

Der β-Blocker Propranolol findet zur Abschwächung vegetativer Entzugssymptome Anwendung [65]. Die Gabe eines Benzodiazepinanagonisten [9, 11, 13] ist kontraindiziert.

Das Konzept der gleichbleibenden zerebralen Sättigung mit dem Suchtstoff und das allmähliche Absenken der Dosis nach der bedrohlichen Allgemeinsituation ist immer günstiger als ein plötzliches Therapieende und hilft eventuell, die Suchtprogression zu unterbrechen. Das gilt gleichermaßen nicht nur für abhängige Patienten von Opiaten, Barbituraten und Benzodiazepinen. Durch abruptes Absetzen jeder Analgosedierungstherapie können psychische Abhängigkeit, v. a. aber Symptome der physischen Abhängigkeit provoziert werden.

Literatur

1. Adriani J, Morton RC (1968) Drug dependence: Important considerations from the anesthesiologist's viewpoint. Anesth Analg 47:472–481
2. Ärztekammer Berlin (1987) Zur Diskussion über die Verabreichung von Methadon an i.v. Drogenkonsumenten. Stellungnahme des Vorstandes der Ärztekammer Berlin vom 7. September 1987. Das Berliner Ärztebl 10:515–518

3. Blum K (1984) The background for abuse. In: Blum K (ed) Handbook of abusable drugs. Gardner, New York London, pp 1-16
4. Borchard U (1987) Pharmakologie der Benzodiazepine. In: Borchard U, Haring C (Hrsg) Nutzen und Gefahren der Therapie mit Benzodiazepinen. Steinkopff, Darmstadt, S 15-25
5. Bschor F (1987) Zur Revision des Abstinenzparadigmas in der Behandlung Suchtkranker. Ambulante medikamentengestützte Therapie, ein möglicher ärztlicher Beitrag zur AIDS-Prävention. Dtsch Med Wochenschr 112:907-909
6. Bschor F, Wessel J (1983) Zur Überlebensquote Drogenabhängiger. Dtsch Med Wochenschr 108:1345-1351
7. Caldwell III T (1981) Anesthesia for patients with behavioral and environmental disorders. In: Katz J, Benumof J, Kadis LB (eds) Anesthesia and uncommon diseases. Pathophysiologic and clinical correlations, 2nd edn. Saunders, Philadelphia London Toronto Mexico City Rio de Janeiro Sydney Tokyo, pp 672-777
8. Conell LJ, Berlin RM (1983) Withdrawal after substitution of a short-acting for a long-acting benzodiazepine. JAMA 250:2838-2840
9. Darragh A, Lambe R, Scully M, Brick I, O'Boyle C, Downie WW (1981) Investigation in man of the efficacy of a benzodiazepine antagonist, RO 15-1788. Lancet II:8-10
10. Doenicke A (1986) Langzeitsedierung des Intensivpatienten - Behandlung mit Opioiden. In: Schulte am Esch J (Hrsg) Langzeitsedierung des Intensivpatienten. Zuckschwerdt, München Bern Wien, S 14-26
11. Doenicke A, Suttmann H, Kapp W, Kugler J, Ebentheuer H (1984) Zur Wirkung des Benzodiazepin-Antagonisten RO 15-1788. Anaesthesist 33:343-347
12. Dreser H (1898) Pharmakologisches über einige Morphinderivate. Dtsch Med Wochenschr 24:185-186 (Sonderbeilage)
13. Duka T, Dorow R, Ackenheil M, Doenicke A (1986) Entzugssyndrome mit hohen Benzodiazepin-Antagonisten-Dosen nach Benzodiazepinvorbehandlung. In: Schulte am Esch J (Hrsg) Benzodiazepine in Anästhesie und Intensivmedizin. Editiones Roche, Basel, S 305-316
14. Eiseman B, Lam RC, Rush B (1964) Surgery on the narcotic addict. Ann Surg 159:748-757
15. Fontaine R, Chouinard G, Annable L (1984) Rebound anxiety in anxious patients after abrupt withdrawal of benzodiazepine treatment. Am J Psychol 141:848-852
16. Giufridda G, Bizarri DV, Sauer AC, Sharoff RL (1970) Anesthetic management of drug abusers. Anesth Analg 49:237-284
17. Gold MS, Pottash AC, Sweeney DR, Kleber HD (1980) Opiate withdrawal using clonidin. A safe, effective, and rapid nonopiate treatment. JAMA 243:343-345
18. Gotta AW, Koorbusch GF, Sullivan CA (1977) Anesthetic management of the narcotic addict, part I: Preoperative evaluation. J Hosp Dent Pract 13:13-17
19. Greenblatt DJ, Shader RI, Abernethy DR (1983) Current status of benzodiazepine. N Engl J Med 309:354-358 (part I), 410-416 (part II)
20. Hallstrom C, Lader M (1981) Benzodiazepine withdrawal phenomena. Int Pharmacopsychiatry 16:235-244
21. Harvey SC (1985) Hypnotics and sedatives. In: Gilman A, Goodman LS, Rall TW, Murad F (eds) The pharmacological basis of therapeutics, 7 th edn. Mac Millan, New York Toronto London, pp 339-371
22. Heberle B, Gerchow J (1980) Todesursachen bei Suchtkranken. In: Keup W (Hrsg) Folgen der Sucht. 3. Wissenschaftliches Symposion der Deutschen Hauptstelle gegen die Suchtgefahren in Tutzing 1978. Thieme, Stuttgart New York, S 29-43
23. Herz A (1986) Das Suchtproblem in der Sicht der neueren Opiatforschung. In: Feuerlein W (Hrsg) Theorie der Sucht. Springer, Berlin Heidelberg New York Tokyo, S 15-23
24. Hull CJ (1985) The pharmacokinetics of opioid analgesics, with special reference to patient-controlled administration. In: Harmer M, Rosen M, Vickers MC (eds) Patientcontrolled analgesia. Blackwell, Oxford London Edinburgh Boston Palo Alto Melbourne, pp 7-17
25. Inturrisi CE (1986) Pharmacokinetics of oral, intravenous, and continuous infusions of heroin. In: Foley KM, Inturrisi CE (eds) Advances in pain research and therapie, vol 8. Raven, New York, pp 117-127

26. Isbell H. (1971) Clinical aspects of the various forms of non-medical use of drugs, part I. Anesth Analg 50:886–896
27. Isbell H, White WM (1953) Clinical characteristics of addictions. Am J Med 14:558–564
28. Jaffe JH (1985) Drug addiction and drug abuse. In: Gilman A, Goodman LS, Rall TW, Murad F (eds) The pharmacological basis of therapeutics, 7th edn. Mac Millan, New York Toronto London, pp 532–581
29. Jaffe JH, Sharpless SK (1965) The rapid development of physical dependence on barbiturates. J Pharmacol Exp Ther 150:140–145
30. Kales A, Bixler EO, Kales JD, Scharf MB (1977) Comparative effectiveness of nine hypnotic drugs: Sleep laboratory studies. J Clin Pharmacol 17:207–213
31. Kales A, Soldatos CR, Bixler EO, Kales JD (1983) Rebound insomnia and rebound anxiety: A review. Pharmacology 26:121–137
32. Keup W (1980) Methadon – (Polamidon-) verschreibung bei Heroinabhängigkeit. Z Suchtgefahren 26:78–80
33. Keup W (1984) Zentral wirksame Analgetika: Mißbrauch als Drogenersatzmittel. Dtsch Ärztebl 81:2561–2566
34. Kielholz P, Ladewig D (1972) Die Drogenabhängigkeit des modernen Menschen. Lehmanns, München
35. Klotz U (1986) Age-dependent actions of benzodiazepines. In: Platt D (ed) Drugs and aging. Springer, Berlin Heidelberg New York Tokyo, pp 130–139
36. Kochs E, Bause HW, Rust U, Bischoff P, Schulte am Esch J (1985) Adrenocorticales System unter Langzeitsedierung mit Etomidat / Flunitrazepam / Midazolam / Fentanyl und Morphin (Abstr.). Intensivmedizin 22:400
37. Lader M (1987) Clinical pharmacology of benzodiazepines. Annu Rev Med 38:19–28
38. Lader M, Peturson H (1983) Long-term effects of benzodiazepines. Neuropharmacology 22:527–533
39. Louria DB, Hensle T, Rose J (1967) The major medical complications of Heroin addiction. Ann Int Med 67:1-22
40. Lukas SE, Griffiths RR (1984) Precipitated diazepam withdrawal in baboons: Effects of dose and duration of diazepam exposure. Eur J Pharmacol 100:163–171
41. Mansky PA (1978) Opiates: Human psychopharmacology. In: Iversen LL, Iversen SD, Snyder SH (eds) Drugs of abuse, vol 12. Plenum, New York London, pp 95–185
42. Mather LE, Denson DD (1986) Pharmacokinetic considerations for drug dosing. In: Raj PP (ed) Practical management of pain. Year Book Publishers, Chicago London, pp 489–502
43. McCammon RL (1986) Anesthesia for the chemical dependent patient. Anesth Analg Rev Course Lectures p 47–55
44. Möhler H, Richards JG, Wu J-Y (1981) Autoradiographic localization of benzodiazepine receptors in immunocytochemically identified gamma-aminobutyrergic synapses. Proc Natl Acad Sci USA 78:1935–1938
45. Nimmo WS (1987) Hypnotics. In: Feldman SA, Scurr CF, Paton W (eds) Drugs in anesthesia: Mechanisms of action. Arnold, London, pp 125–132
46. Okamoto M, Boiss NR, Rosenberg HC, Rosen R (1978) Characteristics of functional tolerance during barbiturate physical dependency production. J Pharmacol Exp Ther 207:906–915
47. Oldendorf WH, Hyman S, Braun L, Oldendorf ZL (1972) Blood-brain barrier: Penetration of morphine, codeine, heroin and methadone after carotidic injection. Science 178:984–986
48. Overland ES, Nolan AJ, Hoppewell PC (1980) Alteration of pulmonary function in intravenous drug abusers. Prevalence, severity and characterization of gas exchange in drug abusers. Am J Med 68:231–237
49. Owen RT, Tyrer P (1983) Benzodiazepine dependence. A review of the evidence. Drugs 25:385–398
50. Peturson H, Lader MH (1981) Withdrawal from long-term benzodiazepine treatment. Br Med J 283:643–645
51. Platt JJ, Labate C (1982) Heroinsucht. Theorie, Forschung, Behandlung. Steinkopff, Darmstadt

52. Poser W (1987) Klinik der Medikamentenabhängigkeit. Entzugssyndrome, Abhängigkeitsrisiko und Intoxikation mit Benzodiazepinen. In: Kisker KP, Lauter H, Meyer J-E, Müller C, Strömgren E (Hrsg) Psychiatrie der Gegenwart 3, 3. Aufl Abhängigkeit und Sucht. Springer, Berlin Heidelberg New York London Paris Tokyo, S 401–424

53. Poser W, Poser S, Piesiur-Strehlow B, Eva P (1987) In: Borchard U, Haring C (Hrsg) Nutzen und Gefahren der Therapie mit Benzodiazepinen (mit Diskussion). Steinkopff, Darmstadt, S 401–424

54. Rickels K (1981) Are benzodiazepines overused and abused? Br J Clin Pharmacol 11:71–83

55. Russi EW (1986) Opiatmißbrauch. Medizinische Komplikationen. Fischer, Stuttgart

56. Salzman C (1985) Geriatric psychopharmacology. Annu Rev Med 36:217–228

57. Schoch P, Richards JG, Möhler H (1986) GABA-Rezeptoren und Benzodiazepinwirkung. In: Schulte am Esch J (Hrsg) Benzodiazepine in Anästhesie und Intensivmedizin. Editiones Roche, Basel, S 9–24

58. Schönhöfer PS, Kuschinsky G (1982) Arzneimittelabhängigkeit. Beziehungen zwischen Abhängigkeitsentwicklung und Anwendungshäufigkeit. Z Allg Med 58:651–657

59. Schulte RM (1986) Medikamentenabhängigkeit und Polytoxikomanie. Ergebnisse einer empirischen Untersuchung bei Drogenabhängigen und Alkoholikern. Dtsch Ärztebl 83:3451–3455

60. Seevers MH, Woods LA (1953) The phenomena of tolerance. Am J Med 14:546–557

61. Stimmel B (1983) Pain, analgesia and addiction: The pharmacologic treatment of pain. Raven, New York

62. Stitzer ML, Griffith RR, McLellan AT, Grabowsky J, Hawthorne JW (1981) Diazepam use among methadone maintenance patients: Patterns and dosages. Drug Alcohol Depend 8:189–199

63. Thiagarajah S, Frost EAM (1983) Heroin addiction and anesthesia. Anesthesiol Rev 10:12–18

64. Thompson II TL, Moran MG, Nies AL (1983) Psychotropic drug use in the elderly. N Engl J Med 308:134–138 (part I), 194–199 (part II)

65. Tyrer P, Rutherford D, Huggett T (1981) Benzodiazepine withdrawal symptoms and propranolol. Lancet I:520–522

66. Wanke K (1987) Zur Psychologie der Sucht. In: Kisker KP, Lauter H, Meyer J-E, Müller C, Strömgren E (Hrsg) Psychiatrie der Gegenwart 3, 3. Aufl: Abhängigkeit und Sucht. Springer, Berlin Heidelberg New York Tokyo, S 19–52

67. Wanke K, Täschner K-L (1985) Rauschmittel. Drogen-Medikamente-Alkohol. Enke, Stuttgart

68. Way EL, Young JM, Kemp JW (1965) Metabolisms of heroin and its pharmacologic implications. Bull Narc 17:25–33

69. Wikler A (1980) Opioid dependence. Mechanisms and treatment. Plenum, New York London

70. Wolf B, Rüther E (1984) Benzodiazepin-Abhängigkeit. MMW 126:294–296

71. Woody GE, O'Brian CP, Greenstein R (1975) Misuse and abuse of diazepam: An increasingly common medical problem. Int J Addict 10:843–848

72. Wörz R (1983) Effects and risks of psychotropic and analgesic combinations. Am J Med 75:139–140

73. Wörz R (1985) Schmerzchronifizierung durch Analgetika-Kombinationspräparate – Linderung durch Entzug. Schmerz Pain Douleur 2:60–64

74. Wüster M, Schulz R, Herz A (1985) Opioid tolerance and dependence: re-evaluating the unitary hypothesis. Trends Pharmacol Sci 6:64–67

Diskussion

Schoeppner: Herr Klotz hat auf das zentrale Problem der Dosisfindung, d. h. Einstellung auf möglichst niedrigem Niveau, hingewiesen, und Herr Lehmann hat das Problem des Monitorings angesprochen. Ich stimme Herrn Lehmann gerne zu, daß die evozierten Potentiale an Bedeutung gewinnen, aber nach meinem Eindruck betreffen sie im wesentlichen die Analgesie und haben den Nachteil, daß sie nicht on-line durchführbar sind. Deswegen möchte ich doch eine Lanze auch für die Erhaltung des Spontan-EEG, was die Sedativa und die Tranquilizer betrifft, brechen.

Auditorium: Gibt es Hinweise darauf, daß bei Alkoholikern durch die Enzyminduktion in der Leber häufiger eine Dosissteigerung von Fentanyl und Midazolam nötig ist und ob diese Patienten eher dazu neigen, anschließend in einen Entzug zu kommen?

Klotz: Chronischer Alkoholgenuß kann – genau, wie Sie sagen – zur Enzyminduktion und zur schnelleren Elimination führen. Deshalb benötigen diese Patienten größere Mengen von Benzodiazepinen. Im Gegensatz dazu verstärken akute Alkoholgaben – wahrscheinlich hauptsächlich aufgrund von Interaktionen auf Rezeptorebene die Benzodiazepinwirkungen. Eine Stellungnahme bezüglich Fentanyl kann ich nicht abgeben.

Benzer: Eine Frage an Herrn Lehmann: Was würden Sie bezüglich der Applikation von Analgetika in der Intensivmedizin empfehlen: Bolus, kontinuierlich, oder eine Basalrate kontinuierlich und dazu individuell Bolusgabe?

Lehmann: Mein Dilemma ist ja leider, daß es mir nicht möglich ist, eine fundierte Empfehlung über Analgosedierung abzugeben. Stattdessen schlage ich vor, über die Sedierung des analgesierten Patienten nachzudenken. Mein Konzept wäre also, daß man für einen Patienten eine Basisanalgesie plant, über deren Realisierung es schon gewisse Vorstellungen gibt. Vermutlich ist eine solche prophylaktische Basisanalgesie durch repetitive Dosierungen mit Einzelboli aber nicht befriedigend zu erzielen, da hierbei mit größeren Schwankungen der Plasmakonzentrationen zu rechnen ist. Andererseits sind Methoden beschrieben, mit denen relativ sicher konstante Blutspiegel von z. B. 4 ng/ml Fentanyl oder 20 ng/ml Morphin erzeugt werden können, um nur 2 häufig diskutierte Werte zu nennen. Mit solchen Konzentrationen, die bei größeren Patientenkollektiven *im Mittel* zur Analgesie ausreichen, reduzierte sich die Aufgabe des Intensivmediziners darauf, die nötige zusätzliche Sedierung individuell zu titrieren.

Schulte am Esch: Herr Lehmann, ich habe noch eine Zusatzfrage an Sie in dem Zusammenhang. Wenn Sie für klare Konzepte plädieren, dann muß ich Sie doch fragen, ob Sie tatsächlich empfehlen wollen, im Intensivbereich die transdermale Applikationsform für Opioide zu propagieren, denn dabei kommt noch eine ganze Fülle von Problemen durch diesen Applikationsweg hinzu.

Lehmann: Ich habe dafür nicht plädiert; ich habe die transdermale Applikation lediglich als eine weitere Möglichkeit zur Diskussion gestellt, wie man relativ zuverlässig konstante Blutkonzentrationen von potenten Analgetika erzeugen kann. Im Prinzip aber habe ich nichts dagegen; weil ich kein Intensivmediziner bin, kann ich schlecht beurteilen, ob durch eine transdermale Applikation wirklich neue Probleme entstehen. Warum sollte ein Intensivpatient keine Basisanalgesie durch eine nichtinvasive Methode erhalten? Das Verfahren ist, wie Herr von Bormann aus Gießen berichtet hat, bei postoperativen Patienten einfach und wirksam; auch aus amerikanischen Studien wissen wir, daß transdermale Opiate bei akuten Schmerzen sinnvoll sind. Über den Einsatz bei chronischen Schmerzen beginnen wir gerade zu arbeiten.

Benzer: Ich halte es eben für sehr schwer, vom postoperativen Patienten auf den Intensivpatienten zu schließen.

Lehmann: Aber es ist vielleicht die einzige Möglichkeit. Wenn wir uns wirklich ernsthaft mit diesem Problem auseinandersetzen wollen, also auch systematisch Studien planen, müssen wir ein Konzept haben. Worin unterscheidet sich denn der Intensivpatient vom postoperativen, was den Schmerz angeht? Ich rede hier nicht von der Unruhe! Ist der Schmerz auf der Intensivstation wirklich etwas ganz anderes, als der Schmerz nach einer großen Operation? Ich plädiere deshalb für einen solchen Analogschluß, weil wir vom postoperativen Patienten selbst recht sicher erfahren können, wieviel Analgetika er benötigt, um seinen Schmerz kontrollieren zu können – was beim Intensivpatienten leider oft nicht möglich ist.

Schulte am Esch: Es geht nicht um die differenten Schmerzzustände, die wir unterscheiden wollen, sondern es geht darum, daß wir beim Intensivpatienten oftmals schwer übersehbare zirkulatorische Verhältnisse und damit Resorptionsverhältnisse haben, in denen, wie ich glaube, ein erhebliches Problem liegt.

Auditorium: Herr Lauven, wenn Sie kompetitive Antagonisten z.B. nach einer Diazepamintoxikation geben, gehen Sie dann davon aus, daß mit einer einmaligen Dosis die gesamte Intoxikation im Sinne einer kompetitiven Verdrängung verschwunden ist? Dies kann ich mir insbesondere bei dem Vollbild einer Intoxikation nicht vorstellen. Ich nehme an, daß sicherlich irgendwann ein Reboundeffekt eintreten muß. Andernfalls muß der Antagonist eine sehr viel stärkere Rezeptorspezifität als der Agonist besitzen.

Lauven: Wie ich gezeigt habe, ist die minimale Wirkdauer *aller* Antagonisten, also auch die von Flumazenil, begrenzt. Dies liegt an der kurzen Halbwertszeit der Antagonisten, die im Falle des Flumazenils etwa 60 min beträgt, wie die Arbeitsgruppe um U. Klotz zeigen konnte. Bei Intoxikationen, z.B. einer Diazepamüberdosierung, muß man daher damit rechnen, daß spätestens alle 2 Stun-

den die Antagonisierung wiederholt werden muß. Aus diesem Grunde darf ein
intoxikierter Patient, der vielleicht beatmet in die Notaufnahme eingeliefert
wurde und der nach der Antagonisierung wach und kooperativ ist, nicht aufgrund der Vigilanzsteigerung und der Kooperativität verlegt werden in der Meinung, er sei nun anhaltend antagonisiert. Innerhalb der nächsten 2 Stunden
kann es wieder zu deutlichen, sehr tiefen Eintrübungen kommen, bis zu dem
Zustand, in dem er eingeliefert worden war. Der Patient bedarf dringend einer
entsprechend langen Überwachung. Man spart also nicht an Überwachungszeit,
sondern man spart an intensiver Therapie, denn ich meine, die Überwachung
eines wachen, kooperativen Patienten ist mit wesentlich weniger Komplikationen verbunden, als die eines beatmeten und intensivbehandelten Patienten.

Schulte am Esch: Herr Lauven, bezüglich der Indikationen für die Benzodiazepinantagonisten habe ich eine Zusatzfrage. Ich halte es für sehr wichtig festzu-
stellen, welche Indikationen wir im intensivmedizinischen Bereich für diese Substanzen sehen.

Lauven: Ich glaube, eine der wichtigsten Indikationen ist die Differentialdiagnose des unklaren Komas, wenn überhaupt der Verdacht auf eine Benzodiazepinintoxikation vorliegt. Wenn ein Patient eingeliefert wird und man sicher ist,
daß er *keine* Benzodiazepine genommen hat, ist es sinnlos, Benzodiazepinantagonisten zu geben. Besteht aber der Verdacht auf eine Benzodiazipinintoxika-
tion, dann kann man durch eine Antagonisierung mit Flumazenil selbstverständ-
lich bei dem Patienten eine Besserung im Sinne einer Vigilanzerhöhung erzielen.
Wenn eine Antagonisierung nach 2 mg nicht erfolgreich war, kann man davon
ausgehen, daß noch andere Mechanismen außer Benzodiazepinen für das Koma
verantwortlich sind und dementsprechend auch therapiert werden müssen. Die
große Gefahr bei allen Antagonisten auf Intensivstationen oder auch in Notfall-
situationen ist natürlich immer die, daß Antagonisten, weil sie verfügbar sind,
eingesetzt werden. Hier kann man jedoch ganz eindeutig Stellung beziehen: Antagonisten sind immer eine Therapie 2., 3. oder 4. Wahl. Primär ist die Sicherung
der vitalen Funktion vorrangig. Und erst danach, also z.B. nach Intubation und
Kreislaufstabilisierung, darf man überhaupt an Antagonisierung, gleichgültig ob
funktionell oder kompetitiv, denken. Und dies gilt natürlich ebenso für Benzodiazepine oder Opiate oder Barbiturate.

Auditorium: Ich möchte beim selben Thema bleiben. Eine isolierte Benzodiazepinvergiftung hat doch an sich schon eine Letalität von Null, ist also gar kein
Therapiefall. Sollten Sie einmal einen Patienten haben, der beatmungswürdig ist,
so ist das ein Publikationsfall. Und wenn man den Patienten wirklich einmal,
weil es eine Rarität ist, mit einer etwas intensiveren Therapie versehen muß, ist
es doch immer noch wesentlich einfacher, 6 Stunden zu beatmen, als pausenlos
irgendwelchen Antagonismen zwischen zwei Pharmaka nachzujagen. Ich lasse
es mir einreden, daß Sie bei einer möglichen Kombinationsvergiftung zwischen
– aus der Praxis: Benzodiazepin und Alkohol – wenigstens einen der Partner
entfernen wollen, weil Sie dann wenigstens ein klinisch klares Bild haben. Aber
nur aus dem Vorhandensein einer Benzodiazepinvergiftung Pharmakologie aus-
zuprobieren, halte ich für falsch. Wenn Sie daran denken, welcher Unfug mit

den Opiatantagonisten bei der Einführung passiert ist, wo sie sicher wesentlich mehr Todesfälle verursacht als aufgehoben haben! Und derselbe Unfug hat sich jetzt auf die Anästhesie gewendet, zwar nicht, was Todesfälle betrifft, aber die Nebenwirkungen waren sicherlich von der Patientenseite her bedeutender und eindrucksvoller als die Wirkungen. Jedenfalls sehe ich in der Toxikologie von Benzodiazepinen fast nie eine Indikation dafür.

Lauven: Sicherlich haben Sie recht, daß eine isolierte Benzodiazepinintoxikation nicht a priori zum Tode führen muß. Andererseits ist unbestritten, daß Benzodiazepine, die üblicherweise in suizidaler Absicht genommen werden, auch durchaus muskelrelaxierende Eigenschaften haben, so daß die Zunge zurückfallen kann und die Patienten sehr wohl auch daran ersticken können. Auch das können Sie mit Flumazenil antagonisieren. Allerdings bin ich der Meinung, daß eine Notfallsituation keine Indikation für einen Antagonisten ist. Wenn Sie zu einem komatös daliegenden Patienten mit sehr flacher Atmung gerufen werden, dann nehme ich an, daß Sie als Notarzt erst beatmen werden. Wenn der Patient dann auf der Intensivstation ist und man weiß, daß er eine Benzodiazepintoxikation oder auch eine Mischintoxikation hat, dann kann es sinnvoll sein, ihn zu antagonisieren, um damit den Patienten nicht weiter beatmen zu müssen. Unter dem Aspekt finde ich sehr wohl, daß eine Antagonisierung der Benzodiazepinwirkung einen therapeutischen Fortschritt darstellen kann. Ich will damit in keiner Weise unbedingt der Antagonisierung das Wort reden, aber es ist eine Möglichkeit, die Therapie für den Patienten und damit für alle einfacher und auch weniger komplikationsbehaftet zu gestalten – soweit wir das bis jetzt wissen. Sie haben selber angesprochen, daß Opiatantagonisten zunächst auch relativ einfach im Handling zu sein schienen, und dann traten doch ernste Nebenwirkungen auf. Daher bin ich mit Ihnen der Meinung, daß man bei jeder Art von Antagonisierung vorsichtig sein soll und sich genau überlegen muß, was man antagonisiert und was man erreichen will. Aber es gibt sicherlich Fälle, bei denen das sinnvoll ist – auf der Intensivstation und auch im Notfall.

Schulte am Esch: Abschließend möchte ich dazu noch sagen, daß außer den genannten Gesichtspunkten noch zu berücksichtigen ist, daß wir mit den Antagonisten ja noch eine Möglichkeit haben, diese Pharmakaintoxikation von hypoxisch-ischämischen Komplikationen unserer Patienten zu differenzieren – wir müssen auf der Intensivstation relativ häufig solche Fälle aufklären –, dabei hat man nicht die rechte Geduld zu warten, bis die Patienten spontan wach sind.

Benzer: Vielleicht einige Gedanken zum Thema „Sedierung beim Intensivpatienten". Diese möchte ich in 2 Gruppen unterteilen. Die eine Gruppe macht eigentlich in der Regel keine Probleme, und da macht es keinen Unterschied, ob zur Sedierung eine kontinuierliche Infusion oder repetitive Dosen gewählt werden. Dann gibt es eine kleinere Gruppe, bei der man den Eindruck hat, es funktioniere gar nichts. In der Regel sind es Unruhezustände, die dann eine Beatmung ohne Relaxation unmöglich machen. Man steigert die Dosis an Analgetika und Sedativa und kommt zu erstaunlich hohen Dosen. Hat jemand Erfahrungen mit solchen Problempatienten?

Kamp: Diese Patienten sind relativ selten, beeindrucken jedoch durch die Symptomatik. Das Bild ist durch extreme Unruhe trotz steigender Dosen von Sedativa gekennzeichnet, häufig werden dann probatorisch alle möglichen Substanzen angesetzt, die auch keine Änderung erbringen. Diese Unruhe wird schließlich zur eigentlichen Erkrankung. Wenn von der Grundkrankheit kein zwingender Bedarf für eine weitere Beatmung besteht, würde ich bei diesen Patienten dringend empfehlen, sämtliche Medikamente einmal abzusetzen. Dafür spricht auch die Erfahrung mit einigen wenigen Patienten, bei denen es nach dem Absetzen der Midazolamzufuhr zu Agitationszuständen kam. Die Patienten schienen wach. Die Augen waren geöffnet, aber die Patienten waren in keiner Weise kooperativ und oftmals kaum zu halten. Da haben wir die überraschende Erfahrung gemacht, daß die einmalige Injektion des Antagonisten, d.h. also die Wegnahme der Medikamente vom Rezeptor einen langfristigen Erfolg gebracht hat. Die Patienten waren daraufhin kooperativ und konnten extubiert werden. Bei den Patienten, die aus vitaler Indikation einer weiteren Beatmung bedürfen, würde ich in dem Fall nicht zusätzlich zentralwirkende Medikamente geben. Da würde ich auf die amnestische Wirkung der hohen Dosen der genannten Substanzen vertrauen und diesen Patienten zusätzlich auch relaxieren. Auch hier ist es angezeigt, versuchsweise auszuschließen, daß die Unruhe medikamentös induziert sein kann, bevor weitere Sedativa verabreicht werden, solange die genauen Ursachen dieser Unruhezustände nicht bekannt sind.

Jage: Dazu möchte ich gern fragen: Ist die Beatmung überhaupt in Ordnung? Wir erleben es ja manchmal, daß wir dann über einen Versuch mit manueller Beatmung und anschließendem Neueinstieg in die Beatmungstechnik wieder zurechtkommen. – Aber es könnte sich auch um akute Toleranzentwicklungen handeln. So etwas gibt es sowohl beim Fentanyl als auch bei den Benzodiazepinen – vorhin wurden ja diese 1500 mg Midazolam genannt. Ich möchte noch etwas zur Antidotproblematik sagen. Ich zweifle nicht an einem erwünschten Soforteffekt. Wenn Sie aber von dauerhaftem Erfolg sprechen, möchte ich an Berichte von Patienten erinnern, die über längere Zeit intensiv sediert wurden: Unruhe, Schlafstörungen und andere psychische Einschränkungen treten mitunter danach noch wochenlang auf. Leider gibt es darüber viel zu wenig Untersuchungen. Beschäftigt man sich aber mit solchen Spätfolgen, dann erscheinen Antidotgabe oder gar abruptes Absetzen der Analgosedierung nicht unproblematisch.

Dennhardt: Das Problem, das eben angesprochen worden ist, hat m.E. einen hohen Stellenwert. Mir wird ein wenig Angst, wenn ich diese enormen Dosierungen höre, die teilweise gegeben wurden. Welche bisher nicht bekannten Begleitwirkungen treten auf? Herr Kochs hat über Kortisolspiegel bei üblichen Dosierungsschemata berichtet. Wir wissen aber nicht, wie das Endokrinium reagiert, wenn diese exzessiven Dosierungen appliziert werden; m.E. könnte und sollte ein Konzept dahingehend gestaltet werden, daß wir die Dosierungen der einzelnen Pharmakagruppen niedrig halten, ggf. auf eine andere Substanz der gleichen Gruppe umsteigen.

Mit Verwunderung habe ich feststellen müssen, daß immer nur über Midazolam gesprochen wird; Flunitrazepam wird überhaupt nicht erwähnt, ebensowenig Neuroleptika, obwohl diese Substanzen gerade für die Situation des Intensivpatienten gezielte Indikationen haben. Zudem ermöglicht uns die Kombination verschiedener Substanzen, die Dosierung des einzelnen Medikaments niedrig zu halten. Dann haben wir nicht mit den Schwierigkeiten zu kämpfen, die hier in der Diskussion angesprochen worden sind. Ich persönlich bin auch der Meinung, daß die Pharmakokinetik des Flunitrazepams durch die Bildung aktiver Metabolite relativ ungünstig ist, auf der anderen Seite uns die initiale Pharmakokinetik von Flunitrazepam zeigt, daß doch eine recht gute Steuerung möglich ist und wir auf diese Art und Weise die Substanz sehr sinnvoll ergänzend einsetzen können. Ich würde also dafür plädieren, hier nicht nur 1 oder 2 Substanzen zu nehmen, sondern uns wirklich des gesamten Spektrums zu bedienen mit allen differential-diagnostischen und therapeutischen Möglichkeiten, die die Intensivmedizin fordert. Die Intensivmedizin ist nicht dazu da, daß wir hier Schemata anwenden, sondern daß wir diese Medikamente wohlüberlegt einsetzen.

Benzer: Abschließend möchte ich festhalten: Wenn ich heute gefragt würde, welche Probleme mich an der Intensivstation sehr aktuell bewegen, so würde ich den Problemkreis „Analgosedierung des Intensivpatienten" ansprechen. Jetzt bleibt für mich eigentlich vor allem ein Problem zurück: die Schwierigkeit der Dosisfindung für eine adäquate Sedierung, also diese Gratwanderung zwischen notwendiger und gefährlicher Analgosedierung. Hier möchte ich als Beispiel den Übergang von der kontrollierten Beatmung auf eine Beatmung, bei der die Spontanatmung unterstützt werden soll, ansprechen. Während wir, wie ich glaube, bei der kontrollierten Beatmung, häufig zu tief – gefährlich tief – sedieren, sedieren wir wahrscheinlich beim Einsatz von Spontanatemmethoden, CPAP oder SMV, häufig zu oberflächlich. Nun ist aber diese individuelle Dosisfindung, wie mir scheint, der einzige Weg, das Nebenwirkungsrisiko minimieren zu können, und ich möchte in diesem Zusammenhang nicht verschweigen, daß ich eigentlich aufgrund klinischer Beobachtungen einen sicher wohl komplexen Zusammenhang zwischen unkontrollierter, zu lange dauernder und zu tiefer Analgosedierung und Komplikationen bis hin zum Multiorganversagen herstellen möchte. Wir machen die Dosisfindung derzeit mit „Fingerspitzengefühl". Obwohl wir Schemata haben, hat sehr häufig eben dann die gute Intensivschwester das beste Fingerspitzengefühl – auch das ist Realität. Die Plasmaspiegelbestimmungen haben uns in der Klinik nicht weitergebracht, und ich glaube, es wäre jetzt an der Zeit, Anstrengungen zu machen, eine klinisch praktikable Form für ein Monitoring, zerebrales Monitoring, Algesimetrie, Scoring zu entwickeln, um objektiv die Tiefe der Sedierung oder Analgesie registrieren und einschätzen zu können. Ansätze hierzu sind bereits vorhanden.